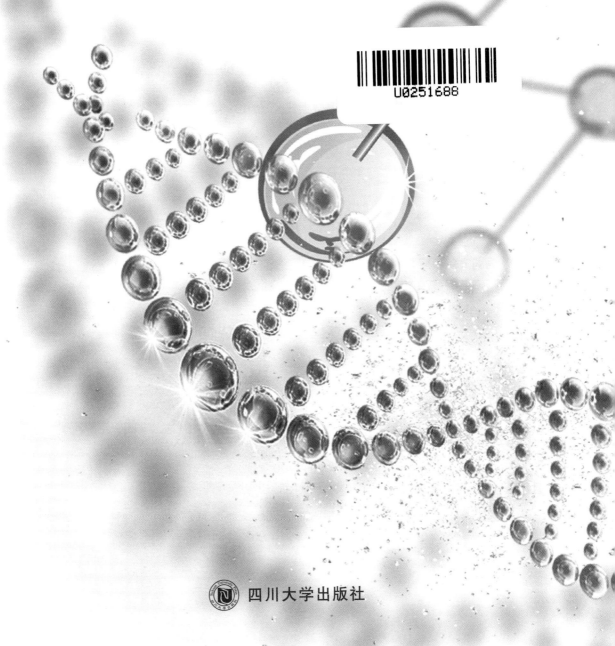

医药文献检索与利用

YIYAO WENXIAN JIANSUO YU LIYONG

刘川　侯艳　刘辉 ◎ 主编

U0251688

四川大学出版社

特约编辑:付 玉
责任编辑:梁 平
责任校对:张 斌
封面设计:璞信文化
责任印制:王 炜

图书在版编目(CIP)数据

医药文献检索与利用 / 刘川,侯艳,刘辉主编.
—成都:四川大学出版社,2018.12 (2024.7 重印)
ISBN 978-7-5690-2681-8

Ⅰ.①医… Ⅱ.①刘… ②侯… ③刘… Ⅲ.①医学文
献-信息检索 Ⅳ.①R-058

中国版本图书馆 CIP 数据核字(2018)第 000234 号

书 名	医药文献检索与利用	
主 编	刘 川 侯 艳 刘 辉	
出 版	四川大学出版社	
地 址	成都市一环路南一段 24 号 (610065)	
发 行	四川大学出版社	
书 号	ISBN 978-7-5690-2681-8	
印 刷	四川煤田地质制图印务有限责任公司	
成品尺寸	185 mm×260 mm	
印 张	14.25	
字 数	347 千字	
版 次	2019 年 1 月第 1 版	
印 次	2024 年 7 月第 7 次印刷	
定 价	36.00 元	

◆读者邮购本书,请与本社发行科联系。
电话:(028)85408408/(028)85401670/
(028)85408023 邮政编码:610065
◆本社图书如有印装质量问题,请
寄回出版社调换。
◆网址:http://press.scu.edu.cn

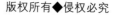

版权所有◆侵权必究

《医药文献检索与利用》编委会

主　编：刘　川　侯　艳　刘　辉

编　委：黄　黄　卢玉红　周兴兰

张肖瑾　石光莲　马文彬

容军凤　王　畅　聂　佳

张　洁　龚小红　杨　露

张兴业

前　言

　　20 世纪 80 年代起，国家教育主管部门对高等院校文献检索教育高度重视，各高等院校纷纷开设面向本科生和研究生的文献检索课程，随着信息技术日新月异的发展，文献检索课程也逐渐成了高校培养和提升学生信息素养的重要课程。

　　本书以培养复合型、创新型医药人才为目标，以简明实用为原则，对课程体系和内容进行了认真调研和分析，在认真总结、反复研讨的基础上来确立编写思路。本书的体系结构和内容依据 1992 年原国家教委颁布的《文献检索课教学基本要求》（教高司〔1992〕44 号）的要求，并紧密结合当前中医药院校专业设置的实际和教学一线老师们的教学反馈来构思本书的内容框架，旨在提升学生的动手能力和自学能力。通过本书的学习，学生可了解医药学文献及其相关的基础知识，能够利用各种检索途径查找和获取自己所需的信息及文献，提升自己查找、获取、分析和综合利用各种文献信息的能力。

　　本书内容既兼顾传统中医药文化的特色，增加了中医药古籍文献计算机检索的相关介绍，又与先进的现代信息技术相融合，增加了移动阅读平台如书香中国以及超星发现系统、百链资源文献统一服务平台、超星读秀、超星移动图书馆等中文学术平台的介绍。本书内容在时间跨度上涵盖了古籍文献和电子文献的检索，根据医药学文献的特点保留有传统检索工具和参考工具书的介绍，又结合信息技术的发展介绍了各种在线检索工具的使用和网络信息资源的获取；在内容跨度上介绍了中文文献以及外文文献数据库的利用，并推荐了各类文献管理软件。

　　本书分工为：第一章刘辉，第二章侯艳，第三章卢玉红，第四章周兴兰、张肖瑾，第五章侯艳、刘川，第六章石光莲、马文彬，第七章黄黄，第八章容军凤、王畅，第九章聂佳、刘辉。张洁、龚小红、杨露负责校对工作，侯艳进行全书统稿。

　　本书在编写的过程中参考了不少相关文献，感谢原作者！感谢在编写过程中给予支持的各位老师！感谢四川大学出版社编辑老师的辛苦付出！

　　由于编者水平所限，本书难免有疏漏和不妥之处，敬请读者批评指正。

编　者

2018 年 10 月

目　　录

第一章　总　论

学习目的

通过本章学习，能够理解信息素养的概念，掌握文献及其相关概念，熟悉不同分类标准的文献分类，熟悉分类语言的概念，掌握《中国图书馆分类法》（以下简称《中图法》）及其运用，了解主题语言的概念。

学习要点

1. 信息素养的概念。
2. 文献与相关概念。
3. 文献的分类。
4. 检索语言、《中图法》。

第一节　信息素养

21世纪是信息化社会，网络环境下人们的工作和生活方式都在发生着深刻的变化，信息素养的提高成为社会大众迫切的需求。信息素养既是信息时代的必然产物，也是人们在这个时代必备的生存之道。作为受过高等教育的大学生，其信息素养应该更为完备。文献检索课教学的根本目的就是为了培养与增强大学生的信息素养。

一、概念

（一）信息素养简介

信息素养（Information Literacy）更确切的名称应该是信息文化。信息素养是一种基本能力，是一种对信息社会的适应能力。21世纪的能力素质，包括基本学习技能

（指读、写、算）、信息素养、创新思维能力、人际交往与合作精神、实践能力。信息素养是其中一个方面，涉及信息的意识、信息的能力和信息的应用。

信息素养是一种综合能力，是一个特殊的、涵盖面很宽的能力，包含人文的、技术的、经济的、法律的各种因素，与众多学科有着紧密的联系。信息素养的重点是内容、传播、分析，包括信息检索以及评价，涉及更宽的方面。它是一种了解、搜集、评估和利用信息的知识结构，既需要通过熟练的信息技术，也需要通过完善的调查方法、通过鉴别和推理来完成。

（二）信息素养的概念

信息素养是信息时代的新概念，是现代社会成员的基本生存能力。在信息时代，信息日益成为社会各领域中最活跃、最具有决定意义的因素。

1974年，美国正式提出"信息素养"的概念。信息素养包括三个层面：文化层面（知识）、信息意识（意识）、信息技能（技术）。到1989年，信息素养的概念逐渐被普遍认可，被正式定义为："要成为一个有信息素养的人，他必须能够确定何时需要信息，并已具有检索、评价和有效使用所需信息的能力。"

1992年多莱（Doyle）在《信息素养全美论坛的终结报告》中，对信息素养的概念作了详尽表述："一个有信息素养的人，他能够认识到精确和完整的信息是作出合理决策的基础；能够确定信息需求，形成基于信息需求的问题，确定潜在的信息源，制定成功的检索方案，包括基于计算机的和其他的信息源获取信息、评价信息、组织信息用于实际的应用，将新信息与原有的知识体系进行融合以及在批判思考和问题解决的过程中使用信息。"

美国大学和研究型图书馆协会董事会于2000年通过《美国高等教育信息素养能力标准》，这个标准的推广力度最大，占有领先和主导地位。该标准指出，信息素养是指个人"能认识到何时需要信息和有效地搜索、评估及使用所需信息的能力"。这种能力中包括5个标准和22个表现指标。5个标准是：①有能力决定所需信息的性质和范围。②能有效地获得需要的信息。③评估信息和它的出处，然后把挑选的信息融合到相关的知识库和价值体系。④不管是作为个人还是作为一个团体的成员，都能够有效地利用信息来实现特定的目的。⑤熟悉许多与信息使用有关的经济、法律和社会问题，并能合理合法地获取信息。

（三）文献检索与信息素养

目前，国内高校的信息素养教育和推广主要是通过文献检索课程的设置来开展的。文献检索课程是学生信息能力培养的主要渠道，是信息素养教育的一个重要平台，该课程对于推动我国信息素养教育方面有着不可替代的作用。

2002年教育部情报工作委员会在哈尔滨召开的"全国高校信息素质教育学术研讨会"上发布了关于信息素养教育的4点建议：①把文献检索课学术研讨会改名为信息素质教育学术研讨会。②以文献检索课教学为主体的信息素养教育课程本身要加快改革。③信息素养教育建设要加快协调，克服低水平重复现象，各校任课老师所设计的课件应上网或制成光盘在内部发行，加强彼此交流和联系。④中国高等教育文献保障系统（China Academic Library & Information System，CALIS）各中心原则上有培训信息素质教育师资的任务，其他有条件的学校也可申办培训班。由此可见，国家教育管理部门已经意识到信息素养的重要性，把对用户的信息素质教育提到了议事日程上。同年5月在成都召开的全国医学文献教研会第七次学术会议，对文献检索课的发展以及其与信息教育、信息素质培养的关系等也进行了热烈的研讨。这些都清楚地表明，随着信息素养能力培养等新理念的引入，文献检索课有了新的发展空间和更好的发展前景。它的教学目的和信息素养能力培养的内容与目标是完全一致的。

二、内涵

信息素养内涵主要体现在以下四个方面。

（一）信息意识

信息意识是信息素养的前提，是人们对信息的敏感程度，对信息敏锐的感受力、持久的注意力和对信息价值的洞察力、判断力等。它决定人们捕捉、判断和利用信息的自觉程度。信息意识包括主体意识、信息获取意识、信息传播意识、信息更新意识、信息安全意识等。

（二）信息知识

信息知识是信息素养的基础，是有关信息的特点与类型、信息交流和传播的基本规律与方式、信息的功用及效应、信息检索等方面的知识。信息知识不但可以改变人的知识结构，而且能够激活原有的学科专业知识，使文化知识和专业知识发挥更大的作用。

信息素养的知识结构包括专业知识、文献检索知识、计算机应用知识及互联网知识等，其中专业知识是基础，专业知识的扎实和广博在很大程度上决定了对信息需求和筛选的判断能力；计算机应用和互联网知识是工具，"工欲善其事，必先利其器"，不会使用这个工具，对信息的收集与处理就无法进行；文献检索知识则系统地讲授信息的意识培养、获取、分析及利用的基本理论与技术，全面介绍有关专业信息收集的常用检索工具的使用方法，故对学生信息素养能力的增强起着直接的作用。由此可见，文献检索课对学生信息素养培育的作用是其他课程无法取代的。有关信息素养教育的学术研究，无论是国外还是国内，都发端于文献检索课程的开设与改革。

（三）信息能力

信息能力是信息素养的保证，是信息素养最重要的一个方面。它包括人们获取、处理、交流、应用、创造信息的能力等。信息能力教育是要培养和训练人们熟练应用信息技术，在大量无序的信息中辨别出自己所需的信息，并能根据所掌握的信息知识、信息技能和信息检索工具，迅速有效地获取、利用信息，并创造出新信息的能力。

（四）信息道德

信息道德是信息素养的准则，良好的信息道德是信息素养中不可或缺的一部分。信息道德是指在组织和利用信息时，要树立正确的法制观念，增强信息安全意识，提高对信息的判断和评价能力，准确合理地使用信息资源。

第二节　文献与相关概念

一、信息

广义上的信息是指对各种事物的存在方式、运动状态和相互联系特征的一种表述，是自然界、人类社会和人类思维活动中存在的一切物质和事物的一种属性。狭义上的信息是指具有新内容或新知识的消息，即对信息接收者来说是预先不知道的报道。

人类社会已经进入信息社会。信息作为当今世界推动社会生产力发展的新动力，正日益受到人们的重视。信息同能源、材料一起被看作是人类生产与生活必不可少的三大资源。人们的衣食住行离不开信息，企业的生存与发展离不开信息，市场的繁荣与信息息息相关，民族的强大更要依靠信息。谁先掌握了信息，掌握的信息较多，谁就能立于不败之地。

二、知识

知识是人们在认识和改造客观世界的实践中所获得的认识和经验的总和，是人类通过对信息的感知、获取、选择、处理和加工等思维过程中形成的对客观事物的本质和规律的认识。从信息论的角度出发，可以认为人类大脑中的产物是以信息为原料，以信息的获取为前提的，知识是人类大脑中重新组合形成的系列化信息的集合。国家标准《信息与文献术语》（GB/T 4894—2009）将知识定义为："基于推理并经过证实的认识。"

知识的初级形态是经验知识，高级形态是系统科学理论。知识按获得方式可分为直接知识和间接知识；按内容可分为自然科学知识、社会科学知识、思维科学知识和哲学知识，而哲学知识是有关于自然、社会和思维知识的概括和总结。

三、情报

情报是指为了特定的目的，经过选择而传递给用户的信息。其最初的含义是指那些时间性很强的消息传递，即把情报视为一种活动，如军事谍报工作。《辞海》1939年版的解释为："战时关于敌情之报告，曰情报。"这是我国早期最原始的情报定义，反映了情报作为消息传递的功能及构成情报的两个基本要素——"情"与"报"，强调情况、消息的传递报道作用。到了近代，随着科学技术的迅速发展，创造与传播知识的工作有了新的发展，专职情报机构的主要工作是使知识有序化，以解决情报检索问题。于是，情报概念也有了新发展，认为情报是作为存储、传递和转换对象的知识。为了满足用户的多种需求，有人从特定概念出发，提出情报是在特定时间、特定状态下，对特定的人提供的有用知识。为了解决情报资料激增给决策人员增加了工作负担的问题，情报工作由一般文献工作阶段进入了侧重于经济、社会发展相结合的情报分析研究阶段，情报的定义增添了新的内容，提出情报是判断、意志、决心、行动所需要的能指引方向的知识和智慧，是解决问题所需要的知识，是激活了的知识。

情报来源于人类社会，是物质世界与精神世界共同作用的产物。人类正是在不断认识、发展和改造自然与社会的过程中，在物质生产与科学实验的实践中，源源不断地创造、交流与利用各种各样的情报。在日常生活中，人们经常在不同的领域里，自觉或不自觉地传递情报、接收情报与利用情报。因此，情报又是一种普遍存在着的普遍现象。

情报具有三个基本属性：其一，知识性，知识是人的主观世界对于客观世界的概括和反映。随着人类社会的发展，每日每时都有新的知识产生，人们通过读书、看报、看电视、参加会议等各种活动，都可以汲取有用知识。这些经过人们提炼的有用知识，形成人们所需要的情报。因此，情报的本质是知识。其二，传递性，知识成为情报，还必须经过传递，知识若不进行传递交流、供人们利用，就不能构成情报。其三，效用性，人们创造情报、交流传递情报的目的在于充分利用，不断提高效用性。情报的效用性表现为启迪思想、开阔眼界、增长知识、改变人们的知识结构、提高人们的认识能力、帮助人们去认识和改造世界。

四、文献

（一）文献的概念

我国国家标准《文献著录总则》（GB/T 3792.1—2009）对文献的定义为："文献是记录有知识的一切载体。"具体地说，文献是指文字、图像、符号、声频、视频等作为记录手段，将信息记录或描述在一定的物质载体上，有其特定的表现形式，并能起到存贮和传播信息情报和知识作用的一切载体。

文献由内容信息、物质载体、符号系统和记录方式四要素构成：记录知识的具体内容；记录知识的手段，如文字、图像、符号、声频、视频等；记录知识的载体，如纸张、光盘、录像带、计算机存储介质等；记录知识的表现形态，如图书、期刊、专利说明书、电子图书、电子杂志等。所以，凡是以文字、图形、符号、音频、视频等手段记录下来，并保存在一定的物质形态载体上的结合体，都可以称作文献。

（二）文献的分类

文献按照不同的分类标准，可分为以下不同类型。

1. 按载体形式划分

（1）印刷型文献：指以纸张为载体，以印刷技术为记录手段产生的文献，便于阅读，可广泛流传，但信息存储密度小，占用空间大。

（2）缩微型文献：指以感光材料为载体，利用光学记录技术产生的文献，包括缩微胶卷、缩微胶片等形式。与印刷型文献相比，缩微型文献具有信息贮存量大、体积小、保存时间长等特点，但阅读必须借助于机器。现在缩微型文献通常用于古籍文献、建筑图纸等的复制、保存及使用。

（3）声像型文献：指以感光材料或磁性材料为载体，借助特殊的装置对声音或图像信息进行真实记录形成的文献。如唱片、录音带和电影拷贝等，其记录知识的形式较为直观、生动。

（4）电子型文献：通过编码和程序设计将文献原有语言形式转换为计算机可存取、阅读的数字化形式，即文献信息数字化，储存于磁盘、光盘等载体上，并借助于计算机和通信手段传播利用的一种文献类型，主要包括电子期刊、电子图书及各种类型的数据库等。

（5）网络型文献：借助于信息技术存于因特网上，形式比较特殊的文献。随着科学技术的进步，网络文献作为一种新的信息载体，它能够跨越时空的阻隔，使其所负载的信息内容既可世世代代流传，也可在不同国家、不同民族、不同地区之间进行传递，成为信息时代联系世界和沟通全人类思想的纽带。

2. 按出版形式划分

（1）图书：凡由出版社（商）出版的印刷品，具有特定的书名和著者，编有国际标准书号，有定价并取得版权保护的出版物称为图书。图书的特点是内容系统全面、理论性强、成熟可靠，但其出版周期长，传递信息速度较慢。

（2）期刊：又称杂志，是面向特定主题或专业读者的连续出版物。期刊一般有固定的刊名、编辑出版单位、内容范围，定期或不定期连续性出版，其中科技期刊具有内容度深、专业性强、信息量大、出版周期短、发行与影响范围广等特点，是科技人员最重要的信息来源。每种正式出版的期刊均有一个国际标准连续出版物号（International Standard Serial Number，ISSN），国内期刊同时还具有国内统一刊号（CN）。

（3）报纸：以频繁的周期发行，提供关于当前事件最新信息并通常附有评论的连续出版物。报纸具有内容新颖、涉及面广的特点，科学技术上的新发现、新成果往往作为一条消息首先在报纸上被披露出来，因此，报纸也是不可忽视的文献来源。

（4）特种文献：指图书、期刊、报纸以外的，出版形式比较特殊的文献资料。其主要包括以下几种：

①专利文献：专利文献是指已经申请或被确认为发明、实用新型和工业品外观设计的研究、设计、开发和试验成果的有关资料，以及保护发明人、专利所有人及工业品外观设计和实用新型注册证书持有人权利有关资料的已出版或未出版的文件（或其摘要）等围绕专利制度而产生的一系列文献资料。广义专利文献包括专利说明书、专利公报、专利分类表、专利检索工具以及与其相关的法律性文件，狭义专利文献指各国（地区）专利局出版的专利说明书或发明说明书。

②标准文献：标准文献有狭义、广义之分。狭义上指按规定程序制定，经公认权威机构（主管机关）批准的一整套在特定范围（领域）内必须执行的规格、规则、技术要

求等规范性文献，简称标准。广义上是指与标准化工作有关的一切文献，包括标准形成过程中的各种档案、宣传推广标准的手册及其他出版物、揭示报道标准文献信息的目录、索引等。

③学位论文：学位论文是指作者提交的用于其获取学位的文献（GB/T 7713.1—2006）。通常情况下，所谓学位论文习惯上只限于硕士和博士论文。

学位论文是非卖品，也不公开发行，通常只在学位授予单位和按国家规定接受呈缴的图书馆保存有副本，故学位论文的收集与利用不如其他类型的文献方便。各国学位论文的保管与报道方式不尽相同，通常在各国的国家图书馆收藏有大量的本国学位论文。国内收藏硕士、博士学位论文的指定单位是中国科学技术信息研究所和国家图书馆。

识别学位论文的主要依据有学位名称、导师姓名、学位授予机构等。

④会议文献：会议文献是指在各种学术会议上交流的学术论文。其特点是内容新颖，专业性和针对性强，传递信息迅速，能及时反映科学技术中的新发现、新成果、新成就以及学科发展趋向，是了解有关学科发展去向的重要信息来源。由于许多科学领域的新进展、新发现、新成就以及新设想都是最先在学术会议上披露的，因此学术会议本身就是获取学术信息的重要渠道。

会议文献按出版时间可分为会前文献和会后文献。会前文献主要有会议论文预印本和会议论文摘要。会后文献是会后经整理出版的文献，如会议录、会议论文集、会议论文汇编、会议丛刊、丛书等，按会议的范围分为国际性会议、全国性会议、地区性会议等。

⑤科技报告：科技报告又称为科学技术报告、研究报告，是科学研究工作和技术开发结果或研究进展的记录或正式报告，是一种典型的机关团体出版物。科技报告的种类繁多，按时间划分有初期报告、进展报告、中间报告、终结报告，按流通范围划分有绝密报告、机密报告、秘密报告、非密限制发行报告、公开报告、解密报告等。

科技报告的特点是内容新颖翔实、专业性强、出版及时、传播信息快，每份报告自成一册，有专门的编号，发行范围控制严格，不易获取原文。因科技报告反映新的研究成果，是重要的信息源，尤其在某些发展迅速、竞争激烈的高科技领域，人们对其需求更为迫切。在我国，国家图书馆、上海图书馆、中国科技信息研究所和国防科技信息研究所等收藏有较全面的科技报告。

⑥政府出版物：政府出版物是指各国政府部门及其所属机构出版的文献，又称官方出版物，分为行政性和科技性两类。行政性文献（包括立法、司法文献）主要有政府法令、方针政策、规章制度、决议、指示、统计资料等，主要涉及政治、法律、经济等方面。科技性文献主要是政府部门的科研报告、科技政策文件、技术法规等。有些研究报告在未列入政府出版物之前已经出版过，故与其他类型的文献有重复。政府出版物对了解国家的方针政策、经济状况及科技水平，有较高的参考价值，一般不公开出售。

⑦技术档案：技术档案是指在自然科学研究、生产技术、基本建设等活动中所形成的应归档保存的科技文件，如课题任务书、计划、大纲、合同、试验记录、研究总结、工程规划、工程设计图纸、施工记录、交接验收文件等。其内容真实、详尽、具体、准确可靠，保密性强，保存期长久，是科研和生产建设工作的重要依据，具有很大参考价

值，它通常保存在各类档案部门。技术档案一般为内部使用，不公开出版发行，有些有密级限制，因此在参考文献和检索工具中极少引用。

3. 按发行范围划分

（1）白色文献：指一切正式出版并在社会成员中公开流通的文献。

（2）灰色文献：指非公开发行的内部文献或限制流通的文献，出版量小，发行渠道复杂。

（3）黑色文献：一指处于保密状态或不愿公布其内容的文献，如政府文件、内部档案等；二指人们未破译或未辨识其中信息的文献，如考古发现的古老文字及未经分析厘定的文献。

4. 按文献级别划分

（1）零次文献：主要包括两个方面的内容——一是指形成一次文献前的知识信息，即未经记录、未形成文字材料的口头交谈；二是未经正式发表的原始文献，或未正式出版的各种书刊资料，如书信、手稿、记录、笔记和包括一些内部使用（通过公开正式的途径所不能获得）的书刊资料。

零次文献一般是通过口头交谈、参观展览、参加报告会等途径获取，不仅在内容上有一定的价值，而且能弥补一般公开文献从信息的客观形成到公开传播之间费时甚多的弊病。

（2）一次文献：指作者以本人的工作经验和研究成果为基本素材写成的原始文献，不论其载体形式、出版类型如何，都属于一次文献。专著、期刊论文、科技报告、学位论文、专利文献、会议文献等都是一次文献。一次文献直接记载了科研和生产中创造发明成果的原始资料，具有创新性、实用性和学术性等特征，是文献检索和利用的主要对象。

（3）二次文献：又称检索工具，是将大量分散无序的一次文献进行收集、分析、归纳和概括整理，并按一定规则编排而成的文献，包括目录、索引（题录）、文摘及相关数据库。

二次文献具有检索与通报一次文献的双重功能，因此又称通报性文献或检索性文献。它的主要作用在于系统反映原始文献信息，帮助读者用较少的时间浏览较多的文献信息，提供检索所需要的文献线索。但近年来有些文献在全文发表前先以文摘的形式预告报道其内容，甚至只发表文摘而不发表原文，以至于一次文献与二次文献的界限很难截然分开。

（4）三次文献：在二次文献的指引下对检索到的一次文献进行分析、归纳和概括而成的文献，包括综述研究类文献、参考工具等。综述研究类文献是在大量原始文献成果基础上对科学技术的发展趋势进行分析、综合评述的产物，如专题述评、总结报告、动态综述、进展通讯、信息预测等；参考工具类文献是在原始文献内容反映的原理、定律、事实、方法、公式、数据及统计资料的基础上，筛选出稳定、可靠而有用的知识，编写成供查阅参考的工具书文献，如手册、大全、年鉴、指南等。

从一次文献到二次到三次文献，是一个由博到约、由分散到集中、由无序到有序的发展过程。一次文献是掌握信息的直接对象，二次文献是检索原始文献信息的主要工具，三次文献是掌握情报源的主要资料，它们是开展科研活动不可或缺的基本条件。

五、信息、知识、情报与文献之间的相互关系

信息是物质存在的一种方式，一种存在的形态，或者运动的状态，它能减少消息中描述事件的不确定性。世界上万事万物的运动、变化、更迭都可以通过人的主观感知表述出来，成为信息。信息的类型多样，包括文字信息、图像信息、数值信息及语音信息等。而知识则是人类通过加工吸收信息对自然界、人类社会以及思维方式与运动规律的认识与掌握，是人的大脑通过思维加工的系统化的那部分信息。因此，人类既要通过信息来认识世界、发现世界，而且要根据所获信息组成知识。可见，知识是信息的一部分，而信息则是构成知识的原料，这些原料经过人脑接收、选择、处理，才能组合成新的知识（即系统化了的信息）。情报是指传递着的有特定效用的知识，是人们为了解决某个具体问题所需要的知识，知识性、传递性和效用性是情报的基本属性。文献是记录知识的一切载体，是在时间上、空间内用符号和载体积累和传播情报的最有效的手段，目前仍是情报的最主要来源，是情报源的主体部分。

第三节　检索语言

一、检索语言的含义

检索语言是根据文献检索的需要创造的人工语言，是在文献标引、文献检索工作中用来描述文献外部特征或文献内容特征及检索提问的一种专门语言。它能使文献存贮者和检索者达到共同理解，实现存取统一，其实质是表达文献主题的一系列概念标识。

文献检索包括存贮和检索两个部分。存贮是指编制检索工具和建立检索系统，检索则是利用这些检索工具和检索系统来查找所需的文献，连接文献存贮与检索这两个密切相关过程的正是检索语言。当存贮文献时，文献标引人员首先要对各种文献进行主题分析，即把文献包含的主题内容分析出来，使之形成若干能代表文献主题的概念，再用检索语言的标识把这些概念表示出来，然后纳入检索工具或检索系统。当检索文献时，检索人员将检索课题进行主题分析，明确其涉及的检索范围，形成若干能代表文献需要的概念，并把这些概念转换成检索语言的标识，然后从检索工具或检索系统中找出用该标识标引的文献。

由此可见，在文献存贮和文献检索的过程中，检索语言起着规范和转换作用以及知识组织和知识表示作用。因此，检索语言是检索系统的重要组成部分，它是沟通存贮和检索两个过程以及让标引人员和检索人员双方思想交流的桥梁。

二、检索语言的种类

检索语言按其构成原理可以分为多种类型，主要分为表达文献外部特征的检索语言和表达文献内容特征的检索语言两大类，其中描述文献外部特征的检索语言主要包括题名、作者和序号等，描述文献内容特征的检索语言主要包括分类检索语言和主题检索语言两大类。

分类检索语言又称为分类法系统。国际上最广泛使用的《杜威十进分类法》和国内最广泛使用的《中图法》属于分类检索语言。

主题检索语言又称为主题法系统，主要分为标题语言、单元词语言和叙词语言三种。国内医药行业影响最大的叙词表——《医学主题词表》（MeSH）以及《中医药学主题词表》属于主题检索语言。

由于每一种检索语言在词汇控制的类型、程度及实施手段等方面的差异，分别形成了分类检索语言和主题检索语言各自不同的结构、功能和特点。因此，如果对分类语言和主题语言有计划地实施统一的词汇控制，则可以对不同的检索语言之间实现兼容和互换，从而建立一种全新的检索语言。

按照检索语言中所使用语词的受控情况可分为规范语言（controlled language）和非规范语言（uncontrolled language）。

规范语言，又叫受控语言、人工语言（artificial language），是一种采用经过人工控制了的规范性的词语或符号作为检索标志，来专指或网罗相应的概念，这些规范化的标志能较好地对同义词、近义词、相关词、多义词及缩略词等概念进行规范。比如"肉苁蓉"这个概念有多个同义词——淡大芸、苁蓉等，人工语言则规定只能用其中一个词来表示所有"肉苁蓉"的概念，假如人为规定的词是"肉苁蓉"，那么无论原始文献中作者使用的是哪一个词，检索者只需用"肉苁蓉"就能将所有肉苁蓉的文献查找出来。因此，使用规范化的词能相对提高检索的效率，但对检索者和情报存储人员在选词上要求比较严格。在后面所述的标题词语言、叙词语言等都是规范性语言。

非规范语言，又叫非受控语言、自然语言（natural language），是采用未经人工控制的词语或符号作为检索标志，通常所说的自由词、关键词就属此类。一般当某些特定概念无法用规范词准确表达，或新出现的词语（如"非典"）还未来得及被规范化时，都需要使用非规范词。这类词语有较大弹性和灵活性，检索者可以自拟词语进行检索。在机检中，非规范词的应用比较广泛。但这类语言对一词多义、多词一义的词语，检索就相对困难些。在后面所述的关键词语言就是一种非规范语言。

（一）分类检索语言

分类检索语言是用等级列举的方法，层层纵横次第展开文献类目的一种人工检索语言，它是一种传统的分类语言。分类检索语言的依据是各种体系分类法或分类表。体系分类法是一种直接体现知识分类的等级概念的标志系统，它以科学分类为基础，以文献内容的学科性质为对象，运用概念划分与综合的方法，按照知识门类的逻辑次序，从总体到部分，从一般到具体，从简单到复杂，进行层层划分。每划分一次，产生许多类目；逐级划分，就产生许多不同级别的类目。所有不同级别的类目，层层隶属，形成一个严格有序的知识分类体系。每个类目都用分类号作分类标志，每个分类号是表达特定知识概念的词汇，从而展开成不同级别等级制的编号体系。《中图法》就是这种体系分类。

1. 分类语言的优缺点

（1）分类法符合人们认识事物的规律和处理事物的习惯，因此容易被人们接受。

（2）体系分类按学科、专业集中文献，能系统地揭示文献内容特征，从学科或专业的范围检索文献，能够满足族性检索的要求，获得较高的查全率。

（3）体系分类是按知识门类的逻辑次序形成直线性等级关系，这一点不容易反映当代学科相互交叉渗透而出现的多元概念的知识文献，故不易准确标引和检索主题概念复杂的文献。

（4）由于受类目数量的限制，不能满足检索专业性较高的文献，故查准率不高。

（5）分类语言是一种先组式的标引语言，不能随时修改、补充。因此，当新兴学科和边缘学科一旦出现，往往编排在意想不到的类目下，造成检索上的困难。

（6）由于使用不同的分类号，在检索文献时，要将检索的主题内容转换成学科或专业名称，从大类到小类一层一层地查找，还要经过学科转换成分类号，再转成学科的过程，这样不但慢而且容易出错，造成误标、误检，影响检索效率。

总的来说，体系分类语言比较适合于单一学科的专题文献检索，而不适合于多学科的主题和多维概念的情报检索。

2. 分类检索步骤

（1）分析课题内容，明确其学科属性。

（2）查阅检索工具的分类目次表，根据分类号（或分类名）确定需查检的类目，记录选定的类目所在页码。

（3）逐条阅读所确定类目下的文献著录，根据文献题目或文摘等提供的信息再次进行筛选，确定所需文献。

（4）抄录选定的文献题录或文摘。

（5）根据文献题录或文献所提供的线索获取原始文献。

（二）主题检索语言

主题检索语言也叫描述检索语言，它是用自然语词作为检索标识系统来表达文献的各种属性的概念，具有表达能力强、标引文献直接、专指度深等特点。主题性检索语言主要包括关键词语言、标题词语言和叙词语言三种，是检索工具中最常用的检索语言。

1. 关键词语言

所谓关键词，是指那些出现在文献的标题（篇名、章节名）以至摘要、正文中，对文献主题内容具有实质意义的语词，亦即对揭示和描述文献主题内容来说是重要的、带关键性的那些语词（可作为检索入口）。

关键词语言是适应目录索引编制过程自动化的需要而产生的。它与标题词和叙词法同属于主题语言系统，都是以自然语言的语词作标识。但标题词语言、叙词语言都是对自然语言的语词经过严格规范化处理的，而关键词语言则基本上不作规范化处理，或者说仅作极少量的规范化处理。

概括地说，关键词语言是将文献原来所见的，能描述其主题概念的那些具有关键性的词抽出来，不加规范或只作极少量的规范化处理，按字顺排列，以提供检索途径的语言。

关键词是从文献的标题或正文中抽出来的自然语词，所以没有关键词表，而有控制抽词范围的非关键词表（禁用词表）。在电子计算机自动抽词的情况下，凡是非关键词表中未列出的词，都可作为关键词。而列入非关键词表的词都是些无实际检索意义的词，包括冠词、介词、连词、感叹词、代词、某些副词、某些形容词、某些抽象名词（如理论、报告、试验、学习等）以及某些动词（如连系动词、情态动词、助动词）。

2. 标题词语言

标题词语言是在分类语言的基础上发展起来的。分类语言用代码标识符号代表文献学科主题内容，使用起来不直接。为了克服这一缺点，标题词语言直接用规范化语词对文献主题内容的概念进行标引，使检索者和存储标引人员一目了然。所谓标题（Subject Heading，意为主题标目）是指用以简略地表达文献主题的词语，是一种完全受控的主题标识。

标题语言由主标题、副标题和说明语三部分构成。

（1）主标题。它是能表达文献核心内容的主题概念。一般由经过控制的自然语言中的词、词组和短语来充当，主标题是从主题途径检索文献的检索入口词。

（2）副标题。它是从某一特定方面对主标题进行说明、限定，并经过规范化的词、词组或短语。其基本作用是对主标题的某些方面进行限定说明。主标题所表达的是文献主题的某个部分、某一应用方面、研究对象和方法性质、场所以及文献类型。

（3）说明语。它是用来进一步详细说明和限定主标题、副标题的内容等方面的词、词组和短语，它由未经控制的自然语言表达，但不纳入词表正文，而是排在主标题、副标题之下。

标题词的词汇由标题词的选择标准、标题词的词义、标题词的词形、专指度及标题词词间关系控制。

3. 叙词语言

叙词是在标题词和关键词基础上发展起来的，叙词和关键词语言是目前使用较多的两种检索语言。叙词语言是规范性的后组式语言，但其与上述的检索语言不同的是，它既包括单个的词，也包括词组，它可以用复合词表达主题概念，是概念组配。叙词语言集规范性语言与后组式语言之优势，既在用词上达到统一，又有较好的灵活性，它与其他类型的检索语言相比，是一种多功能的较完善的检索语言，能大大提高文献检索的查准率和查全率。

4. 主题检索步骤

（1）分析主题内容及其相互关系；

（2）查询主题词表明确主题词；

（3）通过副主题词表的查询确定主题词的具体方面，以明确副主题词；

（4）根据主题词与副主题词的搭配形式查找相关工具书的主题索引，或相关数据库的主题检索途径；

（5）根据主题索引中提供的流水号逐期索取文献题录或文摘，并依据内容决定取舍；

（6）索取原始文献。

（三）其他检索语言

1. 题名检索语言

以书名、刊名、篇名、论文题名为标识的检索语言称为题名检索语言。以题名构成检索途径，称为题名途径。题名检索语言一般规定：题名索引按字顺排列，如西文题名中的虚词不作索引，实词按字母顺序排列，中文按汉语拼音字母顺序或汉字的笔画笔形排列。

题名一般是特指的、专有的，只要能确认题名，直接进行查检，非常方便。在图书馆目录体系中，题名途径是查找图书和期刊的主要途径。

2. 著者检索语言

描述文献著者的姓名、学术团体名与机构名为检索标识的语言称为著者检索语言；由此构成的著者索引提供检索的途径，称为著者途径。这种检索途径，大多是按字母顺序（汉语按拼音字顺）组织排列起来的，在国外各种检索工具中占有重要的地位。因为从事科研的科学家和团体，一般都有自己的特有的研究领域，其学术论文常常限于某一专题范围。对从事某一领域研究的人员来说，为了解本专业的科学家和团体常利用著者途径检索有关文献。国际上主要的检索工具，都编有著者索引，国内累积型的检索工具大多也有著者索引。

著者途径的检索较为简单，只需按照著者名称字顺在索引中查找即可。只是在著者的写法上，由于不同的国家和民族习惯不一样，因而在著者索引的编制上，国际上有一些基本的规则需加以注意：

（1）姓名次序。国外著者署名一般名在前，姓在后。但检索工具的著者索引都是将其颠倒过来再按字顺编排，并将名字缩写，二者之间加小圆点。

（2）著者名称有多种称呼方式时，如我国古人的称谓有姓名、字、号等不同形式，只以著者的姓名作为检索的入口，其他称谓可通过参见方式转换为姓名进行检索。

（3）合著者是两人者，按原文献上的著者次序著录，二人以上者只著录第一著者，其余不标出，而是以"等（et al）"来表示。

（4）学术团体和机关单位等，按原名著录，并加国别以便区分。

（5）姓前有前缀和冠词等一并计入，按字顺排列。

（6）各国作者姓名，由于文字不同，发音和拼写有别，一般检索工具（特别是国际上几种重要的检索工具）常将各种文字的姓名加以翻译，并各有音译办法，例如英、美、俄、日等将非本国文字的著者姓名采用音译法著录，中国的姓名按汉语拼音著录。

（7）姓名中的 De、Della、Des、La、Van、Vanden、Von 等前缀，与姓名一起按字顺排列，如 De Lefeore（德莱弗奥尔）、Alfred（阿尔费雷德）、Van Kampf R.（范肯普夫 R.）。

（8）团体著者也与个人著者一样，按名称字顺排列。

著者姓名复杂难分，常因著录而致检索困难，所以应参考各种文字的译名手册、人名录和其他检索工具。

3. 引文检索语言

引文检索语言是一种新型的检索语言，它是利用文献之间的相互引证关系而建立的一种自然语言，其标引词来自文献的主要著录项目。由于它与传统的检索语言在内容特点、检索标识、词汇来源等方面有所不同，因此引起了广泛关注，并在检索实践中得到了越来越广泛的应用。

引文检索语言正是利用文献之间的"引证"与"被引证"的关系建立起来的。文献大范围内以"引证"与"被引证"关系串联起具有一定相关程序的"著者网络"和"文献网络"，以此原理出发，进而扩大并研究其中的关系，并对其间的规律性加以阐述和证明，用于文献检索工作，即形成独具特色的新型检索语言——引文检索语言。美国的《科学引文索引》是当今世界上最主要的引文检索工具之一。国内近年来《中国引文数据库》《中国科学引文数据库》等引文数据库的相继建立，也反映了引文数据库正逐渐得到人们的认可。

4. 序号检索语言

所谓序号，是指文献在某个文献系统中的特有编号，如专利文献的专利号、标准文献的标准号、药品的审批号等。由于序号在一定的文献系统中有着排序的性质，用序号途径检索一些特种文献，非常简便和快速。

三、《中图法》简介

（一）基本结构

《中图法》由书目文献出版社出版，1975 年出版了第 1 版，到 2010 年已经出版第 5版。《中图法》属于一种等级体系分类语言。它以各门学科的特点和规律为基础，按照知识门类的逻辑次序，将学科划分为五个基本部类、二十二个基本大类。《中图法》的五个部类为：马克思主义、列宁主义、毛泽东思想，哲学、宗教，社会科学，自然科学，综合性图书。

1. 基本部类

22 个基本大类见下：

马克思主义、列宁主义、毛泽东思想……A 马克思主义、列宁主义、毛泽东思想、邓小平理论

哲学…………………………………………B 哲学、宗教

社会科学 •••••••••••••••••••••••••••• C 社会科学总论

D 政治、法律

E 军事

F 经济

G 文化、科学、教育、体育

H 语言、文字

I 文学

J 艺术

K 历史、地理

自然科学 •••••••••••••••••••••••••••• N 自然科学总论

O 数理科学和化学

P 天文学、地球科学

Q 生物科学

R 医药、卫生

S 农业科学

T 工业技术

U 交通运输

V 航空、航天

X 环境科学、安全科学

综合性图书 •••••••••••••••••••••••••••• Z 综合性图书

再以这 22 个大类为基础，从总到分，从一般到具体，层层划分，逐级展开为二级类目，从而构成了《中图法》的简表。简表再进一步层层展开，最终形成等级分明、次第清楚的详细分类表（简称详表）。这样就形成了一套完整的分类体系。

分类标记符号又称为分类号，它是用来代表各级类目名称的代号，用以标记每一个类在分类体系中的位置，表达类目之间的先后次序。

《中图法》的标记符号是采用汉语拼音字母与阿拉伯数字相结合的混合制号码。用汉语拼音字母顺序来表示 22 个基本大类的序列，在字母之后用数字表示大类下类目的划分，数字的设置采用小数制。分类号的位数一般能够表达其概念的大小，号码较短的代表较大、泛指的概念，号码较长的通常是专指的概念。当一个类号数字超过三位时，为使号码清楚、醒目，用小圆点"."作为相隔符号，起易读、易记的作用。根据类目的不同等级给予相应的不同位数号码，它不仅能表示类目的先后次序，还能表示类目的等级及其相互关系，这就是层累制，又叫等级标记制。它的特点是层层隶属，等级分明，下一级类目必须包括其上一级类目的号码，同一级类目的类号前几位必须相同。从分类号上可以看出类与类之间关系，反映类目表的结构特点。《中图法》基本上遵循层累制的编制原则。

2. 简表

简表是在基本部类的基础上进一步分划出来的基本大类，主要为第一、二级类目。基本大类多为独立学科，或由相关密切的学科组成，它是整个分类法的骨架，起着承上启下的作用,反映的是分类法的分类概貌。

3.详表

详表由各级类目组成,是分类法的主体,也是文献分类标引和分类检索的依据。在结构和内容上,它是由简表扩展而成。详表之中,类目间的排列遵循一定的原则,反映了学科间的联系。

4.索引

《中图法》(第五版)有一个附编的"索引"。该索引的作用是通过概念词来查找有关的类号。索引将《中图法》的全部类目名称及相关概念词按字顺排列起来,分别标明其相应的分类号,从而为用户提供了一条按关键词的字顺查找、利用分类法的途径。

(二)《中图法》的医药、卫生类目及其查找

医药、卫生类是医学、药学、卫生学的总称,其中药学一般包括生药学、药理学、药剂学等学科。掌握了分类法体系结构和图书内容的学科性质,在图书馆查找资料时,既省时、省力,又能迅速、准确找到所需资料。要查找某一类或某一本书时,先根据书的具体内容找到基本部类和基本大类。例如,查找《实验药理学》一书,这本书属于自然科学基本部类下的医药、卫生大类,其下列有许多二级类目:

R1	预防医学、卫生学	R74	神经病学与精神病学
R2	中国医学	R75	皮肤病学与性病学
R3	基础医学	R76	耳鼻咽喉科学
R4	临床医学	R77	眼科学
R5	内科学	R78	口腔科学
R6	外科学	R79	外国民族医学
R71	妇产科学	R8	特种医学
R72	儿科学	R9	药学
R73	肿瘤学		

实验药理学属于二级类目里的"R9 药学",但二级类目并不是它确切的位置,它下面又可划分数个三级类目如下:

R91 药物基础科学

R917 药物分析

R92 药典、药方集(处方集)、药物鉴定

R93 生药学(天然药物学)

R94 药剂学

R95 药事组织

R96 药理学

R97 药品

R99 毒物学(毒理学)

三级类目中实验药理学入 R96 药理学,而 R96 又可划分数个四级类目如下:

R961　药物的性质和作用

R962　化学药理学

R963　生化药理学

R964　精神药理学

R965　实验药理学

R966　分子药理学

R967　免疫药理学

R968　遗传药理学

《实验药理学》一书的分类号为 R965，如果想查找药理学方面图书馆都有些什么书，就在 R96 类号里查找，因为分类法具有凡能分入下一级类目的书，一定要具有其上一级类目的属性的特点。

四、《医学主题词表》简介

《医学主题词表》（Medical Subject Headings，简称 MeSH），由美国国家医学图书馆编辑出版，1960 年第一版。《医学主题词表》有两种版本：一种是《医学主题词注释字顺表》（Medical Subject Headings Annotated Alphabetic List，简称 MeSHAAL），专供标引、编目和联机检索使用。另一种版本即《医学主题词表》，是指导使用《医学索引》和《医学累积索引》主题部分的工具。《医学主题词注释字顺表》由中国医学科学院医学信息研究所翻译成中文版，在我国使用非常广泛。MeSH 和 MeSHAAL 在收词范围、编排结构、使用方法等方面都完全一样，只不过是后者在某些主题词条目下列有一些注释。《医学主题词表》其中主要包括字顺表、树状结构表和副主题词表三个部分。

（一）字顺表

字顺表包含的词汇类型有款目词、主题词、特征词和非主题词（Non MeSH）等。这些词均按字顺排列。在 1991 年前字顺表包括的词汇有款目词、主要叙词、次要叙词、特征词和非主题词等。在 1991 年所有的次要叙词全部升为主要叙词，即主题词，所以字顺表中不再有次要叙词。

（1）主要叙词（major descriptor）是一种从来不以 see under 参照出现的主题词，机检时用作主题词检索文献，在《医学索引》中也能用作主题词检索文献。

（2）次要叙词（minor descriptor）是一种较专指的主题词，在词表中用"属"（see under）归入某一个主要叙词，而在该主题词下用"分"（XU）表示它们之间的从属关系。用次要叙词标引的文献只用于计算机检索。在印刷本 IM 中，不收录次要叙词，有关次要叙词的文献，要在其上位类的主题词下查找。自 1991 年起不再有次要叙词。

（3）款目词（entry terms）MeSH 表中收入一部分不用作主题词的同义词或近义词，称为款目词，字顺表中用（see）和（X）参照指导读者使用正式主题词。

（4）特征词（check tags）如 Animal、Human、Male、Child、Preschool 等用于表达文献中涉及的特定内容，如动物、人类、性别、年龄组、文章类型等通常用于计算机检索时作为特别限定条件时使用。

（5）非医学主题词（Non MeSH）不用于标引和检索，只用于组织树状结构表，用来表达词之间的逻辑等级关系。

（二）字顺表的参照系统。

（1）用代参照：用"see"（用）和"X"（代）表示，凡词与词之间为同义或近义关系者，用此项参照。

（2）属分参照：用"see under"（属）和"XU"（分）表示，是表示上下位概念的包含与被包含关系的一种参照。它自1991年随次要叙词一同被取消。

（3）相关参照：用"see related"（参）和"XR"（反参）表示，是用以处理两个以上主题词在概念上彼此之间有某种联系或依赖的关系。两者可以互相参考，因而在各自的主题词下列出 see related 或 XR，指引检索者从一个主题词去参考相关的其他主题词（在这些主题词下均收录有相关文献，以扩大检索范围，达到全面检索的目的）。

（三）树状结构表

树状结构表又叫范畴表，是将字顺表中所有的主题词和 Non MeSH 词按其学科性质，词义范围的上下类属关系，分别划分为15个大类，依次用A～N、Z代表。它是字顺表的辅助索引，帮助了解每一个主题词在医学分类体系中的位置，便于通过其上下级主题词的从属关系，扩大或缩小检索范围。它将字顺表中互不联系的主题词通过主题词所属学科体系和逻辑关系，加上一些必要的非主题词（Non MeSH）组成树枝一样的等级结构。

在每一个大类中主题词和 Non MeSH 词逐级排列，按等级从上位词到下位词，最多可达7级。用逐级缩排方式表达逻辑隶属关系，同一级的词按字顺排，第一级树状结构号均为一位数字，第二级以下结构号均用与级相等段的数字表示，中间用圆点隔开。一般来说，一个词归入一个类给一个号，但事实上有些主题词具有双重或双重以上的属性，这些词可能同时属于两个或多个类目，在其他类目亦给出相应的树状结构号，从而可以查出该词在其他类目中的位置。但是这些结构号只保留三级号码，三级以后的号码省略不写。

树状结构表的作用：

（1）可帮助从学科体系中选择主题词。树状结构表是按学科体系汇集编排的术语等级表，检索时若找不到适当的主题词，可根据检索课题的学科范围，在结构表中查到满意的主题词。

（2）可帮助进行扩检和缩检。在检索过程中如需要扩大或缩小检索范围，可根据树状表中主题词的上下位等级关系选择主题词。需要扩大检索范围时，选择其上位概念的主题词；需要缩小检索时，选择其下位概念的主题词。

（3）树状结构表可帮助确定词的专业范围，检索时便于确定与副主题词的搭配。

（四）副主题词表

《医学主题词表》专门列有与主题词配合使用的副主题词表。副主题词的重要作用之一是对主题词起进一步的限定作用，通过这种限定把同一主题不同研究方面的文献分别集中，使主题词具有更高的专指性。

副主题词表具有以下性质：

（1）专指性。每一个副主题词的使用范围仅限于它后边括号内的类目，并不是说任何副主题词和任何主题词都能组配使用。

（2）动态性。副主题词表每年随着主表的修订再版也在不断地修改变化，增加一些新的副主题词或删掉一些旧的副主题词，或者对某一副主题词的适用范围作一些修改和调整。

五、《中国中医药学主题词表》简介

《中国中医药学主题词表》由中国中医研究院中医药信息研究所编制，中医古籍出版社 1996 年 12 月出版。这是我国第一部中医药专业词表，其以独特的学术内涵和广泛的兼容性为中医药学在国内外的推广和应用创造了重要条件，提供了技术保证。

《中国中医药学主题词表》是一部规范化的、动态检索语言叙词表，它既适用于中医药学文献数据库的标引、检索和组织手工检索主题索引，也适用于中医药学书籍的主题编目，还可起到专业汉英词典的作用。其选词原则是：①选用在中医药学文献中经常出现，有一定使用频率的名词术语。②入选词应是词形简练，词义明确，一词一义，通过概念组配能表达特定的主题。③选用一定数量的泛指词，使词间具有上下位关系。④选用一些先组词以避免过多组配。⑤MeSH 词表已收载词的处理原则：MeSH 词表中的中医药词汇尽量收全，该表的西医药词一般不收；与 MeSH 词表同形之词加 "△"符号以便识别。在参项中如参照本表未收的 MeSH 词则在该词后加（M）。

《中国中医药学主题词表》由字顺表、树形结构表、副主题词表、出版类型表、附表和索引表 6 部分组成。新版词表共收录正式主题词 5806 条，入口词 1131 条。

（一）字顺表

字顺表又称主表，为本词表的主体部分，其收录全部正式主题词及入口词，是文献标引和检索的主要依据。它按汉语拼音字母顺序排列以便于检索，以主题词中的单字为单位拼写汉语拼音。同音字按字形集中，首字音形相同者按第二字拼音排列，第二字相同时，按第三字排，依此类推。词中出现括号、连字符、逗号等符号时，不影响排序。其正式款目如下所示：

汉语拼音→ren dong teng

主题词名称→忍冬藤

主题词英译名→CAULIS LONICERAE

树形结构号→TD27.115.10.505；TD27.125.350

标引注释→为忍冬科植物忍冬的干燥茎叶；属清热解毒药和祛风湿药

历史注释→95；1987—1994 忍冬

检索注释→用忍冬检索 1995 前文献

参照项→C 忍冬

代参照项→D 金银藤

（二）树形结构表

树形结构表又称范畴表，其根据中医药学学科体系，将全部主题词按学科门类划分，排列于 14 个类目 59 个子类目，该表明确地显示了每一个正式主题词之间的上下位关系及属分关系，是标引和检索时选用专指主题词的有力工具，也便于从学科角度选用主题词，还可供进行扩展检索之用。各类目采用 MeSH 相应的号码，其前冠以 T（Traditional）组成双字母数字号码，各类目之下列出隶属于该类目的全部主题词，按主题词的属分关系逐级展开，呈树状结构。各词的词树号以最高一级类目的词号为首，下连数字组成，按级分段，以"."分隔。根据树形结构号的分段可以显示主题词的级别。其结构如下所示：

第一级	药用种子植物	TB6+
第二级	被子植物	TB6.10+
第三级	双子叶植物	TB6.10.15+
第四级	五加科	TB6.10.15.605+
第五级	人参属	TB6.10.15.605.20+
第六级	人参△	TB6.10.15.605.20.10

（三）专题副主题词表

专题副主题词表收录副主题词 93 个，其中 11 个为中医药学方面的副主题词，82 个为 MeSH 副主题词，在标引和检索时用副主题词限定主题词，使主题方面更加专指。每个副主题词都规定了明确的定义和范围，对其允许组配的主题词类目作了严格的限定。此外对中医药学方面的副主题词，按上下位关系，以拼音顺序列出中医药学副主题词树形结构表，以利于作扩展检索及标引时减少概念相似副主题词的使用。具体示例如下：

汉语拼音→shen chan he zhi bei

副主题词名称→生产和制备

副主题词英译名→production & preparation

副主题词英文缩写→SZ, produc

允许组配的主题词类目→［TD］

副主题词定义或范围——与中草药、中成药、剂型等主题词组配，指其生产、加工、炮制和制备，如为中草药的炮制，应组配主题词"炮制"。

（四）出版类型表

出版类型表收录 MeSH 词表中文献出版类型 50 个，按汉语拼音顺序排列，供标引和检索使用。

（五）附表

附表收录了医学家姓名 59 条，按汉语拼音顺序排列，该表供书本式检索工具书编制及主题编目使用，在数据库的标引时按附表中医学家姓名格式填入标引工作单中的主题姓名项内，在检索时可以使用此附表。

（六）索引表

索引表是主题词的索引，包括汉语拼音索引，汉字笔画索引、英汉对照索引、中草药及药用动植物拉（英）汉对照索引五个索引表。

学习小结：

信息素养是一种基本的能力素养。掌握信息、知识、情报、文献的概念及其之间的关系。检索语言是文献检索中用来描述文献特征和表达检索提问内容的一种专门人工语言，常用的检索语言有分类语言和主题语言。了解《中图法》的大类划分和《医学主题词表》MeSH 字顺表的词汇和功能。

复习思考题：

1. 什么是信息素养？信息素养有哪些内涵？
2. 信息、知识、情报、文献的含义各是什么？它们之间有什么关联？
3. 什么是主题语言？MeSH 字顺表的词汇主要有哪些类型？各有什么功能？

参考文献：

［1］高巧林. 医学文献检索［M］. 北京：人民卫生出版社，2012.
［2］高巧林，章新友. 医学文献检索［M］. 北京：人民卫生出版社，2016.
［3］章新友. 药学文献检索［M］. 北京：中国中医药出版社，2009.
［4］邓翀，辛宁. 中医药文献检索［M］. 北京：上海科学技术出版社，2011.
［5］林丹红. 中西医文献检索［M］. 北京：中国中医药出版社，2012.

第二章 文献检索

🔍 学习目的

通过本章学习，能够理解文献检索的概念，掌握文献检索的原理和常用检索技术，熟练利用文献检索的方法、途径来制定合适的检索策略，对检索结果做出评价并调整相应的检索策略。

🔍 学习要点

1. 文献检索的概念和原理。
2. 文献检索的方法和途径。
3. 常用计算机检索技术。
4. 检索策略和检索效果评价。

第一节　文献检索概述

随着信息技术的日益发展，人们的生活被各种各样的信息所环绕和包围，查找、获取和利用各种文献信息成为每个人必备的技能。信息检索不仅是人类获取知识的捷径，也是信息控制的有效手段。因此，掌握文献检索的原理和方法，能帮助人们有效地组织各类文献信息，高效获取所需知识，提高文献信息的利用率，提升科研效率。

一、文献检索的概念、原理

（一）文献检索的概念

文献检索是利用一定的检索算法，借助于特定的检索工具，根据用户的检索需求，从结构化或非结构化的数据中获取有用的文献信息的过程。广义的文献检索包括存储和检索两个过程，称为"信息存储和检索"（information storage and retrieval）。狭义的文献检索是从用户的角度理解，仅指文献检出的过程。

（二）文献检索的原理

文献检索过程包含了存储和检索两个环节：一是把大量无序的文献信息按照一定的方式组织和存储成信息检索系统；二是利用检索工具或参考工具，运用一定的方法和技巧，从众多文献中，找出符合用户特定需要的文献信息。文献检索原理就是指通过一定的方法和手段使文献存储与检索这两个过程所采用的特征标识达到一致，以便有效地获得和利用文献信息资源。

1. 文献存储

文献存储是将大量无序的文献信息集中起来，根据信息源的外表特征和内容特征，经过整理、分类、综合、标引等处理，使其形成文献特征的标识，并提供系统进行有序存储，方便检索的进程。文献外表特征指标题、著者、来源、出版年月、卷期、页码、语种、文献类型等信息；内容特征指信息资源论述的主题及所属学科范畴等。通过对文献特征进行描述，形成不同的标识，编制成相应的索引类型，通过对原始信息进行筛选、描述和整序等过程形成规范有序的文献信息检索系统。

2. 文献检索

狭义的文献检索的过程就是用户根据信息需求，在检索系统中查找到自己所需信息的过程。

3. 文献信息检索系统

文献信息检索系统是指专门进行文献信息资源的收集、处理、存储、检索和输出，以满足用户的信息需求而建立的信息集合系统，其目标就是对信息资源进行有效管理和利用。

文献信息检索的原理与过程，如图2-1所示。

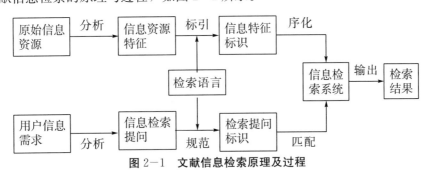

图2-1　文献信息检索原理及过程

在文献检出的过程中，只有了解信息的存储和检索的基本原理，正确使用数据库中的规范化检索语言，才能做到标引者对文献信息的标引与检索者的检索需求的高度一致，从而提高检索效率。

二、文献检索的类型

目前文献检索按不同的分类方法，可划分为不同的类型。

（一）根据检索目标和对象的不同划分

1. 原文/线索检索

原文/线索检索是指以检索工具线索或文献原文为检索目标和对象，检索结果是二次文献或者文献原文。例如：检索工具检索到的题录或文摘信息以及论文、著作、报告全文等。

2. 事实检索

事实检索是指以某一客观事实为检索目标和对象，检索结果是有关某一事物的具体答案。例如：字、词典或百科全书中关于某一字、词或者概念的具体知识。

3. 数据检索

数据检索是指以数据为检索目的和对象，检索结果是文献中记录的相关数据。例如年鉴等文献中的统计数据、报表等。

（二）按照检索手段划分

1. 手工检索

手工检索也称为手检，是指通过手工翻阅纸质检索工具来获取文献信息或原文，包括目录、索引（题录）、文摘等。一般而言，手工检索工具主要由说明、分类表或主题词表、正文、辅助索引和资料来源索引五部分组成。

2. 计算机检索

计算机检索也称为机检，是指利用计算机来存储和检索文献，包括各种二次文献检索系统、全文检索系统和网络文献检索。计算机检索系统由计算机硬件、计算机软件、网络通信和数据库四部分构成。作为目前人们获取文献信息资源的重要手段之一，计算机检索优点包括文献信息资源更新快，内容丰富，检索速度快，效率高，检索利用灵活方便。因此，检索者需要熟练利用计算机，并掌握计算机检索技术。

知识拓展

计算机检索系统的历史沿革：
- 脱机检索阶段（20 世纪 50 年代—60 年代中期）；
- 联机检索阶段（20 世纪 60 年代中期—70 年代）；
- 光盘检索阶段（20 世纪 80 年代至今）；
- 互联网检索阶段（20 世纪 90 年代至今）。

随着互联网技术的发展和出版形态的不断变革，从专题数据库到开放的网络资源，从各种学术期刊到开放获取，人们获取信息的渠道和方式越来越多样。

第二节　文献检索的方法和途径

一、文献检索方法

文献检索方法是根据课题需要来查找文献信息的方法。目前，各类教材中通用的检索方法大体可分为5种。

（一）浏览法

浏览法是通过浏览期刊、图书目录以及专题数据库和网络资源等获得文献线索，进而查找相关文献的方法。浏览法可以启迪课题研究思路，拓宽研究视野，明确需求。

（二）顺查法

顺查法是以课题研究脉络为基础，根据时间顺序由远而近查找文献的方法。顺查法查找的文献能够反映课题研究历史、研究现状和最新动态。

（三）倒查法

倒查法与顺查法相反，是根据时间顺序由近而远查找文献的方法，这种方法主要用于检索最新科研成果。目前，大多数据库检索结果默认为由近而远的顺序排列，可根据需要检索结果顺序或者逆序排列。

（四）抽查法

抽查法是一种根据学科文献的发表趋势，抽取学科发展高峰期的文献，用较少时间获取高质量、高数量的文献。这种方法主要用来获取重点目标文献，但容易造成漏检。

（五）追溯法

追溯法又叫回溯法，是以已检索到的文献末尾所附的参考文献为线索，进而逐一追踪查找其他文献的方法。在缺乏检索工具或者研究冷门、能够查到的文献量稀少的情况下可以帮助用户获取更多的文献资源，但查到的文献相对滞后。

二、检索途径

文献检索途径是同文献的特征密切相关的。文献特征主要包括文献外部特征和内容特征两个方面。文献外表特征主要是指图书的书名、期刊的刊名、论文的篇名著者姓名、会议录名称和其他特种资料名称等。文献内容特征主要是指学科分类和文献主题等。文献检索工具中的文摘、目录、索引正是对文献特征进行描述，并按一定方式组织而成的产物。

文献手工检索和计算机检索都主要从揭示文献外表特征和内容特征的不同标识的检索途径入手进行检索，见表2-1。

表2-1　文献特征与检索标识和检索途径关系表

检索特征	文献标识	检索途径
外部特征	文献名称	书名途径 刊名途径 篇名途径 引文途径
	作者姓名	作者途径、机构途径
	序号	报告号、标准号、专利号途径 化学物质登记号途径、基金编号途径
内容特征	分类号	学科分类途径
	主题词	主题词途径
	关键词	关键词途径

（一）书名、刊名、篇名途径

书名、刊名、篇名是文献比较直观且重要的信息。利用书名、刊名、篇名等途径从文献外部特征查找文献，是一种最方便、最快捷的途径。各个数据库均支持此检索途径。

（二）作者途径

这是根据文献著者、学术团体名、机构名称等姓名和名称为检索途径进行查找的一种方法；通常以著者姓名与团体著者名称的字顺混合编排，个人作者采用姓在前、名在后排列。

（三）序号途径

这是根据文献的序号、代码、编码等检索标识查找文献的方法，如文献来源基金的项目编号、专利号、化学物质登记号、技术标准的标准号、物品的审批号等，通常按代码字顺或数字的次序由小到大排列。

（四）分类途径

这是根据文献内容所属的学科分类体系中的分类号或者分类名为标识的检索途径。目前，我国高校和公共图书馆均采用《中图法》进行文献分类。分类检索的特点是能完整展现学科体系，有利于通过族性检索快速获得同一学科或同一专业的文献，通过某一类名的上位和下位类目的展开，能灵活地扩大和缩小检索范围。

（五）主题途径

这是根据文献内容所对应的主题词为标识的检索途径。在医药文献检索中，主题检索常用的主题词表有《医学主题词表》《中国中医药学主题词表》。

（六）关键词途径

这是根据文献内容所对应的关键词为标识的检索途径。由于关键词是直接从文献的篇名、摘要和正文中选出的具有实质意义的词语，是未经规范化的自然语言，容易造成漏检，需要注意同义词的补充和运用。

第三节　计算机检索技术

在数字化信息资源中，文字信息是最常见的形式，主要有二次文献数据库和全文数据库。计算机检索由于文献信息在计算机中存储方式以及检索者提问表达的多样性和灵活性，检索方法很多，常用的计算机检索技术有布尔逻辑检索、截词检索、同义词检索、位置检索、限定字段检索、主题词检索、加权检索、扩展检索、二次检索、模糊和精确检索等。

一、布尔逻辑检索

布尔逻辑检索是计算机检索中最常用的匹配运算模式，大部分的数据库和其他网络信息检索系统都支持布尔逻辑检索，利用布尔逻辑运算符来表达检索词与检索词之间的逻辑运算关系，用以表达用户的检索要求。布尔逻辑运算符有"与（AND）""或（OR）""非（NOT）"3种。其逻辑运算优先级为"非"最高，"与"次之，"或"最低。

（一）逻辑"与"

逻辑"与"一般用"AND"或"＊"来表达，其构成的表达式为"A AND B"或者"A＊B"。逻辑"与"是用于检索词具有概念交叉或限定关系的一种组配，表示文献中同时包含检索词 A 和检索词 B 的文献才能命中，常用来缩小检索范围，提高查准率。例如，检索"糖尿病的诊断"的文献，可用"糖尿病 and 诊断"。

（二）逻辑"或"

逻辑"或"一般用"OR"或"＋"来表达，其构成的表达式为"A OR B"或者"A＋B"。逻辑"或"是用于检索词具有概念并列关系的一种组配，表示包含检索词 A 的文献或者检索词 B 的文献，或者同时包含检索词 A 和 B 的文献，常用来扩大检索范围，增加命中的文献量，防止漏检，提高查全率。例如，美尼尔氏综合征也被称为梅尼埃病，为防止漏检文献，在检索时，可以用"美尼尔氏综合征 OR 梅尼埃病"的检索式。

（三）逻辑"非"

逻辑"非"一般用"NOT"或"－"来表达，其构成的表达式形式为"A NOT B"或者"A－B"。逻辑"非"是用于检索词具有不包含某种概念关系的一种组配，表达式"A NOT B"表示包含检索词 A 同时不包含检索词 B 的文献才被命中，逻辑"非"连接的两个检索词中，应从检出的第一个概念的信息集合中排除第二个概念的信息。常用来缩小检索范围，增强专指性，提高查准率。例如，除人类以外的禽流感病毒的研究的文献，则可以用表达式"禽流感病毒 NOT 人类"。

三种布尔逻辑算符代表的含义见图 2-2。

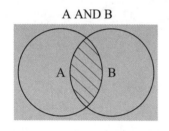
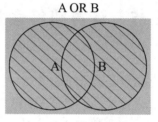
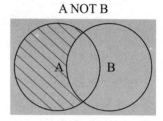

图 2-2　布尔逻辑算符

（四）布尔逻辑算符的用法

在一个检索式中，可以同时使用多个逻辑运算符，构成一个复合逻辑检索式。在一个复合逻辑检索式中，一般的运算顺序是（）＞NOT＞AND＞OR，如果要改变运算次序，用英文半角（）来表示括号内的运算符优先运算。

二、截词检索

截词检索是指使用截词符在检索词的适当位置截断检索的方法，常用于外文检索系统，截词可将检索词从某处截断，用符号取代检索词中部分字母，可以提高查全率。截词的方法很多，根据截词的位置不同，可以分为前（左）截词、中截词和后（右）截词。按截断字符数目分为无限截词和有限截词两种，有限截词即一个截词符号代表 0～1 个字符，无限截词即一个截词符可代表（0～n）个字符。不同的检索系统使用的截词符不同，常用"?"代表有限截词，用"＊"代表无限截词。如：在 PubMed、SCI、SpringerLink 数据库中，用＊表示无限截断。在 SinoMed 数据库中，用? 表示截断单个字符，%表示截断无限字符；在 SCI 数据库中，用? 表示截断单个字符，用＄表示截断 0～1 个字符。

（一）前截词（左截断）

前截词又称为左截断，表示截断字符串左侧的一个或多个字符。例如，＊glycemia 可查找 hyperglycemia 或 hypoglycemia 的文献。

（二）中截词

中截词又称为"通用字符法"，表示截断字符串中间的字符，通常为有限截断。这种方法多用于英语中同一单词的英美拼写差异及单复数不同拼法。例如，检索时使用 m？n，wom？n，等中截词检索，可以实现相关单复数文献的检索。

（三）后截词（右截断）

后截词又称为右截断，表示截断字符串右边的一个或多个字符。从检索性质上讲，后截词是前方一致检索。在一个词干后用"＊"，即可将含有该词干的所有词全部检出。例如，child＊可检出 child、childe、childly、childing、childish、childhood、children、childrenite 等，这种截断法，截断位置必须选择适当，否则会造成误检。

三、其他计算机检索技术

（一）同义词检索

同义词检索是指在检索时利用检索词及其同义词、近义词进行检索，有利于扩大检索范围，提高文献查全率，有的数据库可以通过同义词表由用户自主选择相关同义词实现这一检索功能。

（二）位置检索

位置检索又称临近检索，常用于自由词检索，用位置算符连接两个检索词，表示两个检索同时出现在同一字段或同一句子中。位置算符主要有同句、同字段等形式，位置算符因信息检索系统不同而形式各异，常用的位置算符有 Near 和 With。

1. Near

其表示该算符连接的两个检索词同时出现在一个句子中，词序可以调换，两词之间允许有一个空格，不允许有任何字母或词语。如表达式 blood near glucose，可检索出"blood glucose"和"glucose blood"出现在同一句中的文献。

2. With

其表示该算符连接的两个检索词同时出现在同一个字段中，如题名、文摘、主题词等，但两词的先后顺序不能调换。如表达式 lung with cancer，可检索出"lung cancer"出现在题名或文摘中的文献。

（三）限定字段检索

限定字段检索是指用户指定在某一字段或某几个字段进行检索，常用于缩小检索范围。如"口腔溃疡 in Ti"，表示将检索词口腔溃疡限定在题名字段进行检索。常用的检索字段有题名、主题词、关键词、文摘、作者、出版年等。

（四）主题词检索

主题词检索是基于文献内容的主题概念的检索，通过主题词表中规范化的词或词组来进行检索，用规范的主题词代替自然语言作为检索词进行检索。主题词检索有利于提高检索的查准率和查全率。主题词检索在 pubmed 数据库和中国生物医学文献系统的检索中运用比较广泛。

（五）加权检索

加权检索是检索系统根据每个检索词在文献中的重要程度赋予一定的数值或权重设置的检索技术。加权检索要求检索词具有一定权重，加权检索的目的是缩小检索范围，提高核心概念文献的查准率。

（六）扩展检索

扩展检索主要用于有主题词检索途径的数据库，检索时可以选择"扩展"和"不扩展"。主题词扩展检索表示对当前主题词及其下位主题词进行检索，同样，副主题词扩展检索表示对当前副主题词及其下位副主题词进行检索。

（七）二次检索

二次检索在有的数据库中也称为"在结果中检索"，是在同一数据库中在前一次检索的结果中再增加条件再次进行检索，主要用于缩小检索范围。

（八）模糊检索与精确检索

模糊检索允许检索结果与检索词之间存在一定差异，与检索词相关或相似的词都会被命中，用于扩大检索范围。精确检索表示检索结果与检索词完全匹配的文献才会被命中，用于缩小检索范围。

第四节　检索策略与检索效果评价

一、检索策略

检索策略是根据检索需求而制定和实施的检索方案和措施，是文献检索过程开展的规划和指导。检索策略实施的一般过程主要有以下步骤。

（一）分析课题，明确检索目标

首先要分析课题的研究内涵、相关的主题概念，以及课题需要解决的问题，明确概念之间的逻辑关系。其次要分析课题的检索目的，明确课题研究内容所涉及的学科范围、所需要的文献类型、专业范围，明确课题研究对文献的新颖程度的要求，需要达到的查准与查全的要求，是否需要查最新研究动态或者研究进展。

（二）选择需要的检索工具和检索方法

根据检索目的确定课题所需要的文献来源是网络信息资源还是专业数据库，确定需要用的检索工具与数据库的类型，再根据文献需求的内容、时间、专业范围等要求，选择相应的检索工具或者数据库。然后，根据课题需求确定使用的检索方法为顺查法、倒查法，还是其他方法。

（三）确定检索途径与检索词

根据检索需求选择相应的检索途径，如选择文献题名、关键词、主题词、作者、刊名、出版社、分类号等途径。分析课题研究主题，确定检索词，找出最能代表检索提问的主题概念的若干检索词和专业术语、分析主题概念的同义词、近义词、上位词、下位词等，尤其是专业术语的缩略语、分子式、不同的拼写形式等，提高查全率。

（四）构建检索式，进行初步检索

采用布尔逻辑运算将检索词进行逻辑组配，充分考虑数据库的限定条件，根据检索需求进行相应限定，构建相应检索表达式。注意各个数据库布尔逻辑符号的表达和使用，根据检索熟练程度选择检索式的构建方法，初学者可以通过数据库检索框的提示选择和组配检索字段、检索词和布尔逻辑关系，通过添加或减少检索框以及检索条件之间的布尔逻辑组配来逐步完成检索过程。检索熟练以后，可以自己直接运用检索词和布尔逻辑符号构建简洁、优化的检索式。在检索的过程中注意布尔逻辑的运用，避免漏检或误检。

（五）浏览检出结果，优化检索过程

初步检索以后，查看检索结果，如果检索结果能满足课题检索需求则输出检索结果，如果检索结果不能满足课题需求，则需要继续调整检索步骤，更换检索词，扩大或者缩小检索范围，直到获得满意的检索结果。

（六）获取原文，组织应用

完成上述过程以后，可以通过各种途径来获取原文文献，以利于对文献内容作深入的分析和利用。通常获取原文方法有以下几种：一是利用全文数据库直接下载全文；二是通过图书馆馆藏资源查阅纸质原文；三是通过图书馆等图书情报部门提供的馆际互借和文献传递服务获取原文；四是利用检索结果中提供的作者或出版机构的邮箱、地址等信息，联系作者或者出版机构获取原文；五是通过开放获取途径获取网络开放资源。

二、检索效果评价

检索效果是指检索过程的有效程度和质量，评价检索结果是否能满足检索需求。目

前采用的最为普遍的检索效果量化指标有查全率、查准率等。文献检索效果评价计算方法见表2-2。

表2-2 文献检索效果评价

检索判断	相关文献	不相关文献	总计
被检出文献	a（命中）	b（误检）	a+b
未检出文献	c（漏检）	d（应拒绝）	c+d
总计	a+c	b+d	a+b+c+d

（一）查全率

查全率（Recall ratio，R）是指检出的相关文献数占系统中相关文献数量的百分比。查全率反映检索全面性。

$$查全率=\frac{检出的相关文献数}{系统中相关文献总数}\times100\%$$

为形象直观，查全率可以通过以下计算公式来表示，即

$$R=\frac{a}{a+c}\times100\%$$

（二）查准率

查准率（Precision ratio，P）是指检出的相关文献数占检出文献总数的百分比。查准率反映检索准确性。

$$查准率=\frac{检出的相关文献数}{检出的文献总数}\times100\%$$

为形象直观，查准率可以通过以下计算公式来表示，即

$$P=\frac{a}{a+b}\times100\%$$

查全率与查准率主要用来衡量文献信息检索的检索效果。需要注意的是，查全率与查准率之间存在着矛盾关系，在具体检索时要根据课题要求调整查全和查准的关系，使检索结果查全率和查准率达到满意的效果。现代许多大型数据库检索系统，资源庞大，相关文献与非相关文献总量几乎是一个未知数。合理的检索策略可以让查全率与查准率最优化，在具体的检索中，可以根据不同的检索结果调整检索策略，通过不断的修正，实现相对理想的查全率与查准率。

（三）检索效率的影响因素

查全率与查准率是影响检索效率的两个重要指标，检索策略的制定与调整对检索出来的结果都有着至关重要的影响。因此，检索结果完成以后需要对检索结果进行评价，如果检索结果不满意，需要对检索策略做出相应调整。

影响查全率和查准率的因素主要有客观和主观两个方面：客观方面与所选数据库的

质量相关，如数据库收录文献的覆盖面，对同义词、近义词的控制与涵盖情况，标引用词是否准确规范等；主观方面是所制定的检索策略是否合理恰当，如检索条件和检索词的选定是否得当，是否使用规范的主题词、检索词的组配是否合适，是否使用同一概念的多种表达方式，以及检索范围的限定是否合理等。

（四）检索策略的调整

为了尽量满足用户的检索要求，达到尽可能理想的检索效果，让查全率与查准率都达到最优，通常需要采用各种方法对检索策略进行调整，逐步完善检索策略，以达到相对理想的状态。一般来说，扩大检索范围调整法主要用来提升查全率，缩小检索范围调整法主要用来确保查准率。

1. 扩大检索范围调整法

扩大检索范围调整法，也称扩检法，主要运用于检索结果较少，查到相关文献不能满足需要等情况，常用扩检法有以下几种：

（1）降低检索词专指度：可以从词表或检出文献中选择一些上位词或相关词补充到检索式中，用以扩大检索范围，提高查全率。如查找糖尿病并发症引起的心肌炎的文献，如果要避免漏检，可以扩大检索范围，补充检索糖尿病并发症等检索词。

（2）调节检索主题概念：对信息提问进行概念分析，扩大检索式的主题概念表达，适当增加具有较近关系且重要的概念组合，扩大检索概念的外延。

（3）使用同义词、近义词：有时候同一概念会有不同的表达方法，在检索过程中尽量使用同义词和近义词，避免漏检。例如，检索老年痴呆症的相关文献就要考虑到医学术语中阿尔茨海默病，以及英文名称 Alzheimer disease，甚至英文单词缩写表达方法 AD。

（4）利用截词检索：如在外文检索中采用前截断、后截断、中截断等截词方法，但是在截词检索中一定要注意选择恰当的截词位置，否则容易造成误检或漏检。

（5）增加检索途径：可以采用增加检索途径或者将主题途径与非主题途径联合使用的方法，还可以采用族性检索、用著者检索途径进行检索补充等方法来提高查全率。

（6）减少限定条件：例如在字段限定以及检索年代限制方面适当放宽限制条件，扩大检索范围。

（7）更换其他同类数据库：每个数据库都有不同的收录范围，如果在同一个数据库中调整多次检索策略以后，检索到的文献尚未达到检索要求，可以尝试检索其他类型相同的数据库。

2. 缩小检索范围调整法

缩小检索范围调整法，也称缩检法，主要运用于检索结果较多，查到相关文献太多的情况，常用缩检法有以下几种：

（1）使用布尔逻辑运算：用运算符"AND"增加检索词或检索条件；用运算符"NOT"排除检索词或干扰因素。

（2）提高检索词的专指度：增加或换用下位词或专指性较强的检索词。如用"肺癌"检索到的文献太多，就可以根据课题研究的需求，将检索的范围缩小到肺癌诊断、肺癌影响因素、肺癌治疗、肺癌中医疗法等下位概念。

（3）主题概念的限定：增加进一步限定主题概念的检索项。可以通过增加限制性概念或者排除无关概念的方法来缩小检索范围，例如要检索杜鹃鸟，就要将检索杜鹃鸟与杜鹃花区分开来，在检索的时候将概念限定为杜鹃鸟。

（4）限定检索条件：如限定检索词出现的可检字段，如将检索词限定在某些字段，比如标题，或者把模糊检索改为精确检索，还可以限定文献的语种、类型、年代范围、地理范围等条件。

（5）加权检索：通过加权检索，从定量角度加以控制，如限定检索词必须是主要主题词等。

学习小结：

文献检索是信息时代的一项必备技能，需要掌握文献检索的概念，了解文献检索的类型，掌握文献检索的方法和途径、计算机检索技术，制定文献检索策略，对检索结果进行评价，根据检索需求调整检索策略，直到获得满意的检索结果。

复习思考题：

1. 什么是文献检索？文献检索的类型有哪些？
2. 文献检索的方法和途径有哪些？
3. 计算机检索技术有哪些？如何利用布尔逻辑运算符构建检索式？
4. 如何实施检索策略？如何对检索结果进行评价？

参考文献：

［1］高巧林. 医学文献检索［M］. 北京：人民卫生出版社，2012.
［2］高巧林，章新友. 医学文献检索［M］. 北京：人民卫生出版社，2016.
［3］陆伟路. 中西医文献检索［M］. 北京：中国中医药出版社，2016.
［4］章新友. 药学文献检索［M］. 北京：中国中医药出版社，2009.
［5］李勇文. 医学文献查询与利用［M］. 成都：四川大学出版社，2017.
［6］谢志耘. 医学文献检索［M］. 北京：北京大学医学出版社，2010.
［7］邓翀，辛宁. 中医药文献检索［M］. 北京：上海科学技术出版社，2011.
［8］李振华. 文献检索与论文写作［M］. 北京：清华大学出版社，2016.
［9］谢英花，牛晓艳，马燕山. 医学信息检索与利用［M］. 北京：海洋出版社，2008.
［10］周毅华. 医学信息资源检索教程［M］. 南京：南京大学出版社，2016.
［11］林丹红. 中西医文献检索［M］. 北京：中国中医药出版社，2012.
［12］周毅华. 医学信息资源检索教程［M］. 南京：南京大学出版社，2016.

第三章　检索工具与参考工具

🔍 学习目的

通过本章学习，了解检索工具和参考工具的含义、类型和主要用途，学会综合运用检索工具和参考工具来获取所需信息，掌握相关网络版检索工具和参考工具的具体使用方法。

🔍 学习要点

1. 检索工具和参考工具的含义、类型，常见检索工具和参考工具的具体用途。
2. 常用网络版检索工具和参考工具的使用方法。

第一节　检索工具

检索工具是将无序、分散的一次文献按照一定的逻辑顺序和编排方式组织起来，为人们查找文献提供线索的工具。检索工具著录的内容是一次文献的外部特征和内部特征，每一条文献记录都会添加相应标识作为检索依据，并提供多种检索途径。一个完整的检索工具通常包含四个部分：一是著录，用于揭示收录文献的内部和外部特征，是整个检索工具的主要部分；二是索引，用于指导用户从不同检索途径进行检索；三是说明，为用户提供必要的检索工具使用说明指导；四是附录，通常为各类补充性、辅助性材料。

检索工具出现时间久远，种类繁多，按照不同的标准可划分为不同的类型，其中最常见的是按照检索工具的著录方式和揭示文献内容的程度来分类，一般可分为书目、文摘、索引。

一、书目

（一）概述

书目又称目录，是对一批相关文献进行系统揭示和报道的工具，能够指引读书治学的门径。书目在我国具有悠久的历史，汉代的刘向、刘歆父子等编纂的目录巨著《别录》和《七略》是我国最早的书目典范，清代的《四库全书总目》也是我国古代书目的典型代表。古代书目能在一定程度上反映古籍的源流、版本、内容、藏地、学术价值等信息，对于学术研究有很重要的价值。现代书目的编制则开始向国际标准看齐，著录项目和格式都逐渐规范化和标准化，常见的现代书目著录项主要有出版物的名称、作者、出版社、出版时间、出版地点、摘要、版次、页数、开本、定价等信息。

书目种类繁多，划分标准多样，通常按照时间来划分，分为古代书目和现代书目，其中古代书目又可以分为官修书目、史志书目、方志书目和私家书目等。而现代书目由于数量众多、类型丰富，按照不同的标准可以分为不同的类型，常见的有以下几种分类方法：

（1）按照编制目的和社会功能可分为：登记书目、通报书目、推荐书目、专题书目、书目之书目等。

（2）按照收录文献的内容范围可分为：综合书目、专门书目。

（3）按照书目反映著录文献收藏地划分，可以分为：私藏目录、馆藏目录和联合目录。

（4）按照文献出版时间与书目编制时间的关系，可以分为：现行书目、回溯书目和预告书目。

（二）常用书目

1. 《全国新书目》

《全国新书目》是我国唯一公开发行的书目信息刊物，由新闻出版总署主管，中国版本图书馆主办，为全国各级图书馆、图书发行、销售机构等提供及时、准确的书目信息，同时为出版社和广大读者提供数据分析、选题指导、畅销书策划和新书资讯服务。《全国新书目》每期发布图书在版编目数据 5000 条以上，是国内最全的书目信息渠道。

2. 《四库全书总目》

《四库全书总目》是我国古代最大的官修书目，全书按经、史、子、集四部分类编排，部下设类，类下设属，共 4 部 44 类 66 属。全书著录图书 3461 种，79039 卷，基本上涵盖了乾隆以前我国重要的古籍文献，是检索我国古代文献的重要线索，具有很高的使用价值。

3. 《中国古籍善本书目》

《中国古籍善本书目》共著录全国各类古籍收藏单位的藏书约 6 万多种，13 万部，凡是有历史文物性、学术资料性和艺术代表性并流传较少的古籍，以及清代乾隆到辛亥革命之间的有特殊价值的刻本、抄本、稿本、校本等都在收录之列，著录项目有书名（含卷数）、著者和著作方式、版本等。每部书均有编号，书末附藏书单位代号及检索表，并另编书名、作者、版本、批校题跋者索引。

4. 《中国中医古籍总目》

《中国中医古籍总目》由中国中医科学院编纂完成，上海辞书出版社出版发行，收录来自全国150多个图书馆或博物馆的珍贵中医图书，其中不乏明代以前的珍稀善本图书。为最大限度地满足查询中医古籍的需要，该书还收录了一批流失海外在国内已经失传的中医古籍影印本、复制本，是检索现存中医药古籍重要的书目工具。

二、文摘

（一）概述

文摘是以精炼的语言表达单篇文献的外部特征和内部特征，并将这些内容按照一定的著录规则与编排方式组织起来，供用户查阅使用的检索工具。著录项主要有文献的名称、作者、所载期刊名称、年、卷、期、页码、内容提要等。

摘要按照著录的详细程度，可以划分为：

（1）指示性摘要：只以简短的文字对文献的内容范围与研究目的等进行说明，不做任何评述，字数一般在50~150字。

（2）报道性摘要对原文的内容做详细、深入的报道，字数较多，是原文内容的浓缩版，有时阅读报道性摘要甚至可以取代阅读原文，对于帮助读者了解难以获得全文或语言不通的文献内容具有帮助作用。

（二）常用摘要

1. 美国《化学文摘》

《化学文摘》创刊于1907年，由美国化学学会化学文摘社编辑出版，其报道的内容涉及无机化学、有机化学、分析化学、物理化学、高分子化学、地球化学、药物学、毒物学、环境化学、生物学等诸多化学相关学科，是目前世界上应用最广泛、最为重要的化学相关学科检索工具。

2. 美国《生物学文摘》

《生物学文摘》创刊于1926年，由美国生物科学信息服务社编辑出版，是世界上生物科学领域最权威的文摘型检索工具，收录内容涉及生物学、基础医学、农业科学等众多领域。

3. 《中国生物学文摘》

《中国生物学文摘》是由中国科学院文献情报中心主办的文摘性杂志，收录我国科研人员在国内外公开出版发行的有关生物学方面的期刊论文、专著、会议论文等科研成果，旨在报道我国生物科学领域的研究成果与进展，沟通国内生物学文献信息。

4.《中国医学文摘》

《中国医学文摘》是医学系列文摘刊物，共包含儿科、中医、肿瘤学、老年病学等18个分册（其中含内科学、外科学两个分册的英文版），是国内学科门类比较齐全、具有一定规模和影响的系列医学文摘杂志。

5.《新华文摘》

《新华文摘》是由人民出版社主办的一个大型的综合性、学术性、资料性文摘半月刊，致力于为广大读者展示政治、哲学、经济、历史、文学艺术、科技、读书与出版等方面的新成果、新观点、新资料、新信息。

三、索引

索引是将文献中有价值的知识单元，如题目、著者、学科主题、重要人名、地名、名词术语、分子式等信息分别摘录，注明页码，并按照一定的方法排列而成的检索工具。与摘要相比，索引只摘录文献的外部特征，对文献的揭示程度要比摘要浅一些。

索引的种类繁多，按照索引的对象可分为篇目索引、主题索引、分类索引、著者索引、引文索引、专利索引等，对于帮助读者从大量期刊、报纸等文献中快速检索出相关资料，查找论文资料线索、了解学科学术动态提供了极大的便利，是进行科学研究不可或缺的工具。目前常见的索引有美国《科学引文索引》《工程索引》《科技会议录索引》《中国科学引文索引》《全国报刊索引》等。

第二节　参考工具

参考工具是采用特定的编排方式，将原本分散在各类原始文献中的数据、知识、图表等，用简明扼要的形式系统地组织和关联起来的工具。与检索工具为人们提供原始文献的线索不同，参考工具主要是用于查找事实和数据知识，具有概述性、查考性、资料性、易检性、准确性等特点。从本质上来说，参考工具是解惑答疑、提供参考资料，帮助人们在学习、生活和工作中快速寻找答案，节约时间和精力的有效工具。

了解参考工具的排检方法是快速使用参考工具书的基础，常见的参考工具排检方法如下：

（1）字顺法是一种根据文字的音形特征来排检单字或复词的方法。常见西文参考工具字顺排检法通常按照词的西文字母顺序编排，中文参考工具的字顺法较为复杂，可以分为形序法和音序法。

①形序法：根据汉字的形体结构，找出它们在形体上的某些共同点加以编排，又可以分为部首法和笔画法。部首法是按照汉字的偏旁、部首来对内容进行归类的排序方法；笔画法是按照汉字的笔画数目来排列次序的排检方法，笔画相同，再按照每个字的部首或起始笔形排序。

②音序法：按照字音排列汉字的方法。现代参考工具用到此法时多按照汉语拼音字母的次序来排列，而古代是按照韵部排检汉字，把同韵的字集中在一起构成一个韵部。

（2）分类法将所收载的资料按其内容体系、学科属性加以归并和排列。国内现代的工具书多按照《中图法》作为分类依据，古代的分类方法比较多，魏晋之前多用"六艺、诸子、诗赋、兵书、数术、方技"六类来分类，唐代之后多用"经、史、子、集"四部来分类。

（3）号码法是把汉字的各种笔形依照特定的取号方法变换成号码，再按数序排列汉字的方法，许多以期刊为编排内容的工具书采用此法排列。

（4）主题法将涉及同一主题的内容集中，按主题词字顺进行排检，一个主题可涉及多个不同的学科领域，可将不同学科的同一主题的资料集中在一起，便于专题文献的检索。

（5）时序法是按内容所涉及的时间顺序来进行排检的方法，多用于年表、历表、年谱、大事记及历史纲要之类的工具书。

（6）地序法按照一定时期内的地理区域或行政区域划分顺序来排检内容，主要用于编制查考地理和地方资料的工具书。

参考工具种类繁多，按不同的分类标准，可以分为不同的类型，按语种可分为中文参考工具和外文参考工具，按学科来划分可分为社会科学参考工具、自然科学参考工具和综合性参考工具，按功能划分可分为字典、词（辞）典、百科全书、类书、表谱、年鉴、手册、指南、名录、图录等。

一、字、词（辞）典

（一）概述

字典是以字为编排单元，专门解释文字的读音、含义、形体结构及其用法的工具；词（辞）典是以词（辞）为编排单元，专门解释词汇概念、含义及其用法的工具。中国文化源远流长，在历史长河中积累了大量的字、词，且有的字、词古今含义还存在变化，因此字、词（辞）典就成了我们学习和生活中必不可少的工具。

字、词（辞）典一般分为综合性、专门性字、词（辞）典。《康熙字典》《汉语大字典》《现代汉语词典》等就是综合性字、词（辞）典，而《中华人民共和国药典》《医用古汉语字典》等为专门性字、词（辞）典。

（二）常用字、词（辞）典

1.《康熙字典》

《康熙字典》是由张玉书、陈廷敬等三十多位著名学者编撰的一部具有深远影响的汉字辞书。该书的编撰工作始于康熙四十九年（1710 年），成书于康熙五十五年（1716 年），历时六年，是中国第一部以字典命名的汉字辞书。它采用部首分类法，按笔画排列单字，全书分为十二集，以十二地支标识，每集又分为上、中、下三卷，并按韵母、声调以及音节分类排列韵母表及其对应汉字，共收录汉字 4.7 万个，为汉字研究的主要参考文献之一。

2. 《现代汉语词典》

《现代汉语词典》由中国社会科学院语言研究所编纂，是我国第一部规范性的语文词典，以规范性、科学性和实用性著称，共收录词语 6.9 万个，其中不乏一些网络词汇和地方方言词汇。

3. 《中华人民共和国药典》

《中华人民共和国药典》由中华人民共和国药典委员会编辑出版。作为中国历史上最大的一部药典，《中华人民共和国药典》比较全面地记载了各类药品和制剂的形状、鉴别和检查方法、各类制剂的通则、一般检验法和测定法、试药、试液、指示剂、溶液的规格和配制方法等，并介绍了药品的主要作用和用途、用法与计量、允许用的最高剂量（极量）、禁忌证和副作用、药品的储藏和保管的基本要求等。《中华人民共和国药典》是药品研制、生产、经营、使用和监督管理等均应遵循的法定依据，所有国家药品标准都必须符合《中华人民共和国药典》载录的凡例及附录的相关要求。

4. 《医用古汉语字典》

《医用古汉语字典》是研读中医古籍必备的一本专业工具书。它以古代汉语文字、音韵、训诂和语法等方面的知识为基础，编选了中医古籍中出现频率较高的 1752 个常用字，并逐一地加以解释，力求做到释义准确而明晰，翻译具体而易懂。

除上述举例外，我国还有很多优秀的、常用的字、词（辞）典。例如《尔雅》《辞海》《辞源》等综合性字、词（辞）典，它们在古籍研究、古汉语研究方面有着重要参考价值；而《汉英医学大辞典》《中医大辞典》《诊断学大辞典》《现代护理学辞典》《针灸推拿学辞典》等专门性字、词（辞）典，是医学研究不可或缺的重要参考工具。

二、百科全书、类书

（一）概述

百科全书是系统汇集了各个学科或者特定学科内全部知识，并将这些知识分列为条目，加以详细地叙述和说明，且附有参考文献，供人们快速查找知识或者事实资料的参考工具。百科全书因为具有高度的内容概括性、科学性、权威性、准确性和知识完备性而被誉为"工具书之王"。百科全书按收录的范围可划分为综合性百科全书和专科性百科全书。

类书是系统汇集古代原始文献中的知识和材料，按照类别或者韵目将这些内容进行编排，供人们查询、征引的参考工具，也被称为我国古代的百科全书，按照取材范围也可分为综合性和专门性类书。综合性类书有《永乐大典》《古今图书集成》等，专门性类书有《古今医统大全》《本草纲目》等。

（二）常用现代百科全书

1.《不列颠百科全书》

《不列颠百科全书》又称《大英百科全书》，被认为是当今世界上最知名也是最权威的百科全书。其由世界各国、各学术领域的著名专家学者（包括众多诺贝尔奖得主）为其撰写条目，其中囊括了对人类各重要学科的详尽介绍，对历史及当代重要人物、事件的翔实叙述，其学术性和权威性为世人所公认。

2.《美国百科全书》

《美国百科全书》又称《大美百科全书》，是一部全面介绍美国各方面概况的综合性国别百科全书。全书包括地理、历史、政治、军事、经济、科技、教育、医疗卫生等27个门类，700多个条目，全书条目按字顺编排，可向读者提供关于美国各个方面的一般知识。

3.《科利尔百科全书》

《科利尔百科全书》与《不列颠百科全书》《美国百科全书》合称为著名英语三大百科全书。内容设计配合美国大学和中学全部课程，在物理学、生命科学、地学、社会科学和人文科学方面提供了丰富的资料，注重事实，理论性阐述较少，适用对象广泛。

4.《中国大百科全书》

《中国大百科全书》是我国第一部大型综合类百科全书，由中国大百科全书总编辑委员会编辑，中国大百科全书出版社出版。内容包含66门学科，8万个条目以及5万余幅插图。全书共计74卷，涉及哲学、社会科学、文学艺术、文化教育、自然科学、工程技术等各个学科和领域。

三、表谱

（一）概述

表谱是以编年、表格等形式记载事物发展过程的工具书，信息密集、条例清晰、易于检索，通常用于查询时间年代、历史时间和人物资料等。我国古代很多文学巨匠都编纂过表谱，晋代杜预编纂的《春秋长历》是我国最早的一部历表，汉代司马迁也在《史记》中编纂过《十二诸侯年表》《六国年表》。

（二）表谱分类

表谱可以分为年表、历表和专门性表谱。

（1）年表。年表分为记年表和大事年表。纪年表用来查询历史年代和历史纪元；大事年表按年月记录大事，主要用于查询历史事件，如《中国历史纪年表》《中国历史大事年表》《中华人民共和国大事记》等。

（2）历表。历表是用来查询和换算不同历法年、月、日的工具书，一般采用表格形式对照不同的历法时间，如《两千年中西历对照表》等。

（3）专门性表谱。专门性表谱是为某一特定领域或者专题编制的表谱，有人物表谱、职官表谱、地理表谱等，如《历代职官表》等。

四、年鉴

（一）概述

年鉴一般以一年为限，系统汇集一年内各方面或者某一方面的进展情况和统计资料，是按年度连续出版的资料性工具书，通常包含专题论述、事实概况、统计资料、附录及目录索引等基本结构。年鉴可以记录国内外时事、大事及有关重要文件，提供具体事实资料和详细数据、学科研究信息等，有的年鉴中还可查阅新闻人物、各学科各行业概况以及社会经济各方面的统计数据。

年鉴按照其内容来划分可分为综合性和专业性年鉴，按照地域范围划分可分为国际年鉴、国家年鉴和地方年鉴，按表述手段来分可分为综述性年鉴、专科性年鉴和统计性年鉴。

（二）常用年鉴

1. 《中华人民共和国年鉴》

《中华人民共和国年鉴》是经国务院办公厅确认、新闻出版总署批准的中国唯一综合性国家年鉴，1981年创刊，具有内容翔实、资料完整、数据权威的特点，有中、英文两种版本，内容包括宪法、地理、历史、特载、国家机构、政治协商会议、经济、教育、文化、体育、大事年表、法律、主要统计资料、附录等40多个部分，主要反映上一年度中国各方面的新情况、大事要事。

2. 《中国统计年鉴》

《中国统计年鉴》是国家统计局编印的一种资料性年刊，主要收录上一年全国和各省、自治区、直辖市经济和社会各方面的大量统计数据，以及历史重要年份和近二十年的全国主要统计数据，是我国最全面、最具权威性的综合统计年鉴，能全面反映我国经济和社会发展情况。

3. 《中国药学年鉴》

《中国药学年鉴》是我国唯一的药学学科专业年鉴，由全国著名药学专家、教授组成的编委会负责编纂，人民卫生出版社出版，系统、全面、概括地记载了我国药学领域各方面的发展和成就，自1980年起逐年连续出版。内容包括专论、药学研究、药学教育、药物生产与流通、医院药学、药品监督管理、药学人物、学会与学术活动、药学书刊、药学记事、附录等。

4. 《中国中医药年鉴》

《中国中医药年鉴》由国家中医药管理局主办，中国中医药出版社出版，包括行政卷和学术卷，是综合反映当年中国中医药工作各方面情况、进展、成就的史料性工具书。

五、手册、指南

（一）概述

手册是汇集某一领域或若干相关领域的基本知识、参考资料或数据的参考工具，常以图表为主，附简要的文字说明，具有主体明确、信息密集、资料可靠、叙述简练等特点，且开本小巧、方便携带，专供随时查阅，是人们日常生活、工作、学习常备工具书。按照内容来划分，手册可以分为综合性和专业性两类。

指南是汇集某一方面基本知识或基础数据，专供随时查询的参考工具，功能与手册类似。

（二）常用手册、指南

1.《常见病中医处方手册》

《常见病中医处方手册》由吴玉生、柳青、陈琳主编，北京化学工业出版社 2011 出版。手册共分 18 章，主要涉及了内科、外科、男科、妇科、儿科、皮肤科、性病科、五官科等 200 多种常见病和疑难病，共收集了中药处方 1000 余款，简明扼要，实用性较强，适合于广大临床医务工作人员查阅和参考。

2.《急救手册》

《急救手册》由陈娟编译，光明日报出版社 2012 出版。手册介绍了严重事故的急救，重伤和危险情况下的急救，家庭常见事故急救以及检查生命迹象和生命迹象出现问题时的急救方法，帮助读者在各种各样的意外伤害事件和突发急症场景下敏捷地做出反应，实施科学而有效的急救措施。

3.《临症选穴施针指南》

《临症选穴施针指南》由陈以国、成泽东、王颖编著，辽宁科学技术出版社 2013 出版。该指南介绍了常见病的症、穴、解，对每种疾病的症状、取穴、穴解等进行了详细的介绍。

六、名录、图录

名录是汇集机构名、人名、地名等名称，并介绍其基本情况的一种工具书，常被用来查询各类名称，进一步了解对象基本情况。其按照内容可分为人名录、机构名录、地名录等。人名录常用于了解人物业绩、成果、获奖情况、生平重要事迹等，机构名录常用于了解机构的完整全称、性质、业务、规模、级别等，地名录常用于了解相关地区的名字、地名历史变迁。常见的名录有《中国政府机构名录》《中国当代中医名人志》《中国地名录》《世界各国高校名录》等。

图录也称为图谱，是以图形、图片等形式来描述事物、人物等形象，并附有文字说明的工具书，能以图片生动地向读者展示信息，清晰明了，简单易懂。图录的产品有很多，常见的有各类地图集、绘画集、产品集等。医学领域的图录品种更是繁多，常见的有经脉图谱、针灸图谱、本草图谱、解剖图谱等。

第三节　网络检索工具及参考工具

随着网络技术的不断发展和计算机的普及，网络版的检索工具和参考工具不断出现。这些工具对各类文献数据进行了数字化处理和存储，通过网络提供给用户使用。由于网络版的检索工具和参考工具具有存储密度高、检索速度快、检索方法简单、使用便捷等特点，目前已经成了人们检索各类文献、知识和数据的重要工具。

一、网络检索工具

（一）联机公共书目检索系统

1. 国家图书馆联机公共目录检索系统（http：//opac. nlc. gov. cn/F）

中国国家图书馆收藏有我国正规出版社出版的所有图书，同时还入藏有大量的外文书刊、学位论文、政府出版物、古籍善本等其他特色资源，是我国规模最大的图书馆。用户可以通过国家图书馆联机公共目录检索系统检索国家图书馆的馆藏纸本图书、期刊、报纸、学位论文、古籍、特藏文献等众多资源（见图3-1），也可以查看这些资源在国家图书馆的书目信息和馆藏位置等信息。

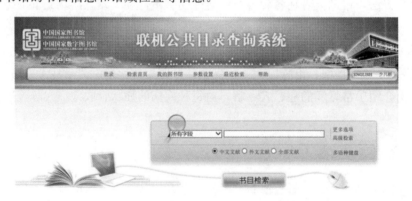

图3-1　国家图书馆联机公共目录检索系统主界面

2. Worldcat（https：//www. worldcat. org/）

Worldcat是由联机计算机图书馆中心（OCLC）牵头建立的在线编目联合目录，收录内容来自世界范围的图书馆和其他资料的联合编目库，是世界上最大的联机书目数据库。Worldcat目前可以搜索到112个国家，近9000家图书馆的书目数据，同时可显示书籍、期刊、光盘等资源的书目信息和馆藏地址（见图 3-2）。

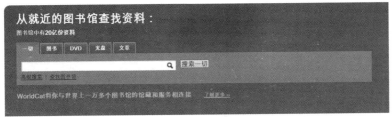

图 3-2　Worldcat 检索主界面

3. 成都中医药大学馆藏书目检索系统

通过该系统可查询成都中医药大学图书馆所有纸本藏书的基本信息、馆藏位置及借阅情况（见图 3-3）。具体介绍和使用方法详见第四章。

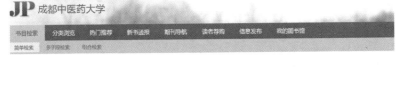

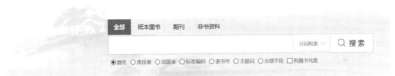

图 3-3　成都中医药大学馆藏书目检索系统主界面

（二）文摘数据库

1. 中国生物医学文献数据库

中国生物医学文献数据库（China Biology Medicine disc，CBMdisc）是由中国医学科学院医学信息研究所于 1994 年研制开发的综合性中文医学文献数据库，收录了 1978 年以来 1800 余种中国生物医学期刊，以及汇编、会议论文的文献题录 700 余万篇，年增长量约 50 万篇，内容涉及基础医学、临床医学、预防医学、药学、中医学以及中药学等生物医学领域的各个方面，是目前国内医学文献的重要检索工具。数据库详细使用方法参见第五章。

2. Pubmed

Pubmed 作为 Medline 的网络版，由美国国立医学图书馆国家生物技术中心（National Center of Biotechnology Information，NCBI）开发，可在互联网上免费使用。Pubmed 主要提供生物医学及其相关方面的论文摘要和部分原文链接，其具体使用方法详见第六章外文文献数据库。

（三）索引数据库

1.《全国报刊索引》数据库（http://www.cnbksy.cn/home）

（1）概述。

《全国报刊索引》数据库是基于印刷版《全国报刊索引》的网络二次文献数据库，时间跨度从1833年至今近二百年，收录数据量超过5000万条，揭示报刊数量达5万余种，年更新数据超过500万条。分为索引库和全文库两大类，其中索引库又分为《晚清期刊篇名数据库》（1833—1911）、《民国时期期刊篇名数据库》（1911—1949）、《现刊索引数据库》（1833年至今），全文库分为《晚清期刊全文数据库》（1833—1911）、《民国时期期刊全文数据库》（1911—1949）和《字林洋行中英文报纸全文数据库》（1850—1951）。

（2）使用方法。

①普通检索。《全国报刊索引》数据库主页面提供普通检索框，检索可以单独在近代期刊、现代期刊、中文报纸、外文报纸和行名录中进行，也可勾选"所有资源"从而检索整个数据库（见图3-4）。

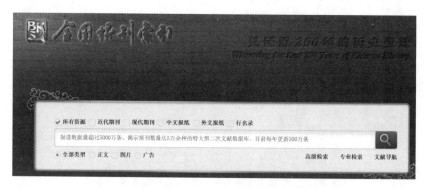

图3-4 《全国报刊索引》数据库首页普通检索页面

②高级检索。《全国报刊索引》数据库也提供高级检索功能，高级检索界面提供题名、作者、作者单位、文献来源、全字段、现代期刊-期号、现代期刊-主题词、现代期刊-分类号、现代期刊摘要等字段，用户可以在右侧勾选需要检索的数据库后，选择相应的可检字段进行检索（见图3-5）。

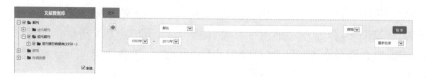

图3-5 《全国报刊索引》数据库高级检索界面

③专业检索。《全国报刊索引》数据库提供专业检索界面（见图3-6）。用户可以根据检索需要编制相应的布尔逻辑检索式进行检索。

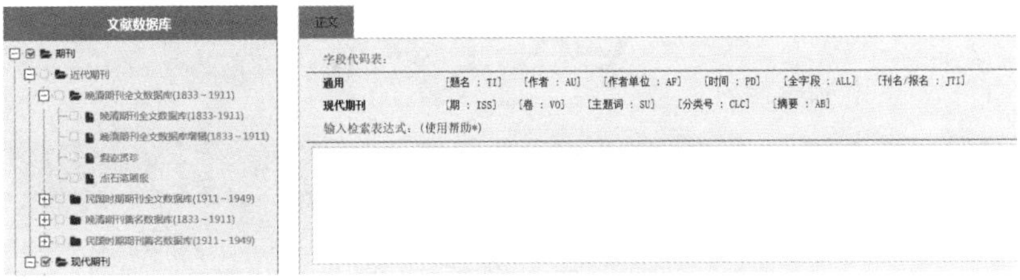

图 3-6　《全国报刊索引》数据库专业检索界面

④文献导航。在《全国报刊索引》数据库的文献导航界面上，用户可以通过期刊或报纸的名称、创办时间、创办单位、出版地等字段检索期刊和报纸，也可以通过字母导航来查找所需期刊和报纸（见图 3-7）。

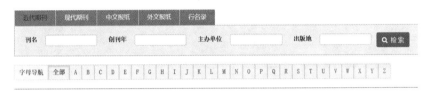

图 3-7　《全国报刊索引》数据库文献导航界面

2.《科学引文索引》数据库

美国《科学引文索引》（Science Citation Index，简称 SCI）数据库历来被全球学术界公认为最权威的科技文献检索工具，提供科学技术领域最重要的研究信息，内容涵盖自然科学、工程技术、生物医学等 176 个学科领域。使用 SCI 能够帮助科研人员找到世界范围内自己研究领域最新、最相关、最前沿的科技文献，激发科研人员的研究思想，从而获取更多的研究思路。SCI 的具体介绍和使用方法详见第六章外文文献数据库。

二、网络参考工具

（一）中国工具书网络出版总库

1. 概述

《中国工具书网络出版总库》（http://gongjushu.cnki.net/refbook/default.aspx）是 CNKI 系列数据库之一，它集成了近 200 家知名出版社的近 7000 册工具书，类型主要分为语文词典、双语词典、专科辞典、百科全书、图录、表谱、传记、语录、手册等，约有 2000 万个条目，100 万张图片，所有条目均由专业人士撰写，内容涵盖哲学、文学艺术、社会科学、文化教育、自然科学、工程技术、医学等各个领域。

2. 使用方法

（1）简单检索。首页提供简单检索框，可进行全库检索，也可以选择词典、辞典、百科全书、图录图鉴、图谱等单一工具书进行检索（见图 3-8）。同时首页也提供多种检索入口，包括"词目""词条"（全文）、"书名""出版社""作者""辅文"。

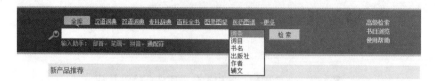

图 3-8 《中国工具书网络出版总库》简单检索页面

（2）高级检索。用户可以选择在"词条""工具书"和"辅文"中进行检索。高级检索界面提供"精确""模糊""通配符"匹配方式，检索结果可以按"相关度""文字量""出版时间"排序（见图 3-9）。

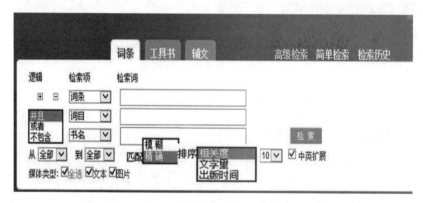

图 3-9 《中国工具书网络出版总库》高级检索页面

（3）检索结果分类筛选。当得到的检索结果太多时，数据库提供三种分类筛选方法：按学科筛选、按适用对象分类筛选和按工具书类型筛选（见图 3-10）。

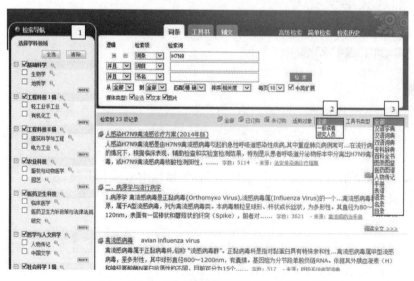

图 3-10 《中国工具书网络出版总库》检索结果页面

（4）书目浏览。如果用户要单独查找某一本工具书，在首页点击"书目浏览"即可（见图3－11）。

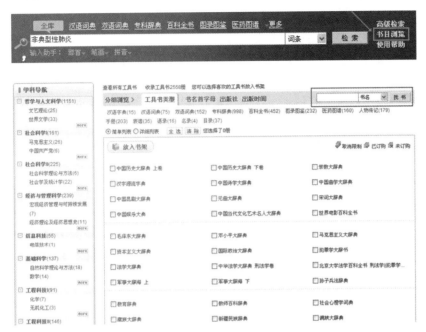

图3－11 《中国工具书网络出版总库》书目索引页面

（二）其他网络参考工具

1. 网络字、词（辞）典

（1）在线新华字典（http://xh.5156edu.com/）收录近1.6万汉字、31万个词语和3.2万条成语。用户可在线查找相应汉字的拼音、部首、笔画、注解、出处，也可以通过笔画、部首去检索。

（2）汉典（http://www.zdic.net/）收录了近7.6万个汉字、36万个词语、短语和词组、3.3万条成语的释义、3.9万章节的1055部古典文献书籍、203篇古文以及27万首古典诗词、14万个著名的中国书法家汉字书法作品，是一个有着巨大容量的字、词、词组、成语及其他中文语言文字形式的免费在线辞典。

（3）韦氏词典在线（https://www.merriam－webster.com）以韦伯斯特英语词典为蓝本的网上免费词典，支持通配符、右截断等高级检索功能，同样可以查找英语词义及同义词、反义词等。

除了上述介绍的几种工具外，网络中还有很多可用的其他在线字、词（辞）典，例如有道词典（http://dict.youdao.com/）、海词（http://dict.cn/）、百度词典（http://dict.baidu.com/）、爱词霸（http://www.iciba.com/）、剑桥字典（http://dictionary.cambridge.org/）、One Look（http://www.onelook.com/）、牛津字典（http://www.oxfordlearnersdictionaries.com/?cc=cl）等。

2. 网络百科全书

(1) 大不列颠百科全书网络版（https://www.britannica.com/）。2012 年《大不列颠百科全书》停印纸质版，全面转向网络版。该网站为收费网站，但提供试用，用户注册后，网站提供完整的浏览、检索功能。

(2) 网络哲学百科全书（http://www.iep.utm.edu/）始建立于 1995 年，为用户免费提供关于哲学课题和哲学家方面的详细学术信息。网站靠志愿者维护运行，来自世界各个大学的教授以及具有博士学位的学者们共同组成了该网站的编辑和作者团队。

(3) 维基百科（https://www.wikipedia.org/）。维基百科是一个多语言、内容自由、任何人都能参与的协作计划，其目标是建立一个完整、准确且中立的百科全书，具有多语种版本。

(4) 百度百科（https://baike.baidu.com/）。百度百科是一部内容开放、自由的网络百科全书，旨在创造一个涵盖所有领域知识，服务所有互联网用户的中文知识性百科全书。和维基百科类似，用户可以在百度百科中参与词条编辑，分享贡献知识。

除了上述网站外，在网络上中还存在很多百科全书类网站，例如互动百科（http://www.baike.com/）、360 百科（http://baike.so.com/）、十万个为什么（http://www.10why.net/）等。

3. 网络年鉴

(1) 中国国家统计局统计年鉴（http://www.stats.gov.cn/tjsj/ndsj/）。前文已经提到，《中国统计年鉴》是我国最全面、最具权威性的综合统计年鉴，能全面反映中华人民共和国经济和社会发展情况，且该网站还能查询涉及国家经济、人口、教育、生活等各个方面的统计数据，功能强大、数据权威、更新及时。用户可通过中国国家统计局网站查询和下载历年《中国统计年鉴》。

(2) 中国年鉴网（http://www.yearbook.cn/）。中国年鉴网包含年鉴动态、年鉴研究、年鉴人物、年鉴数字化等栏目，可提供关于中外各类型年鉴的相关信息。

学习小结：

检索工具和参考工具是学习、科研和生活中的重要工具，检索工具主要提供文献线索，参考工具主要提供事实和数据。检索工具和参考工具种类繁多，内容丰富，要了解参考工具和检索工具的分类，掌握常用检索工具和参考工具的大致用途，在遇到比较复杂的问题时，可多途径、多角度综合运用各类检索工具和参考工具来查找结果。目前有很多网络检索工具和参考工具可供使用，这些工具内容更新及时、使用方便、检索便捷，掌握其具体用法能节约大量时间和精力。

复习思考题：

1. 参考工具和检索工具的含义，两者之间有什么区别？
2. 想要了解某本书在我国有哪些图书馆入藏，可使用什么工具？
3. 想要了解某篇暂时没有办法获得全文的论文的大致内容，可使用什么工具？

4. 如果要参看某一地区 2016 年的经济状况数据，可以选用什么工具？

5. 查找中国历史上的重大事件最应该选用什么工具？

参考文献：

［1］穆丽红，陈晓毅．药学信息检索与利用［M］．北京：海洋出版社，2008.

［2］王细荣，吕玉龙，李仁德．文献信息检索与论文写作［M］．5 版．上海：上海交通大学出版社，2015.

［3］颜世伟，柴晓娟．文献检索与利用实用教程［M］．南京：南京大学出版社，2015.

［4］朱俊波．实用信息检索［M］．成都：西南交通大学出版社，2007.

［5］高巧林．医学文献检索［M］．北京：人民卫生出版社，2012.

［6］王秀平．生物医学信息检索［M］．北京：科学技术文献出版社，2004.

［7］高巧林，章新友．医学文献检索［M］．北京：人民卫生出版社，2016.

第四章　中外文电子图书检索

学习目的

通过本章学习，能够熟练检索和阅读电子图书。

学习要点

理解和掌握各个电子图书数据库及平台的检索方法。

第一节　中文电子图书检索

进入 21 世纪以来，随着计算机及网络技术的飞速发展，电子图书从早期的单机单文件、制作简单和检索功能不完善逐渐发展为网络化出版、种类繁多、内容丰富、制作细致和检索方便的阶段，并呈现出多种媒体高度融合、阅读工具多元化的发展趋势。

一、超星电子图书

超星数字图书馆作为北京超星公司利用数字化技术、开发和应用的图文资料图书馆，于 2000 年被列为国家"863"计划中国数字图书馆示范工程。其中的汇雅书世界、读秀学术搜索均是北京超星公司的服务平台。

（一）汇雅书世界

汇雅电子图书数据库是由北京超星公司推出的新一代电子图书数据库的管理和使用服务平台，数据库共有电子图书 100 余万种，涵盖中图分类法 22 个大类，是全球最大的中文电子图书资源库，且每天仍在不断的更新中。

汇雅书世界检索方式多样，支持书名、作者、目录、中图分类号、主题词、年代及全文检索，使用简单。

1. 检索方式

（1）图书分类检索：点击"图书分类"，可以通过列表逐级对图书进行检索（见图4-1）。

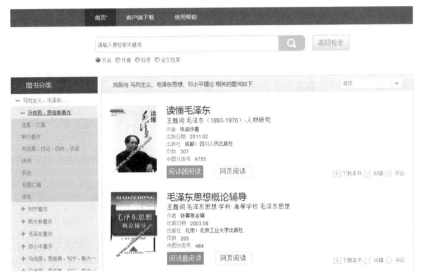

图4-1　汇雅书世界分类检索界面

（2）基本检索：在首页右上方检索框中输入检索词，检索词可依据需求定位到书名、作者、目录或者全文，点击检索后即可实现搜索（见图4-2）。

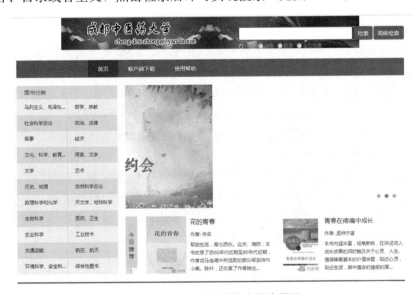

图4-2　汇雅书世界基本检索界面

（3）高级检索：在检索框中输入图书的任一信息，即可在海量图书里搜索符合条件的图书（见图4-3）。

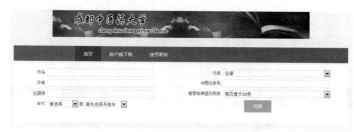

图4-3 汇雅书世界高级检索界面

2．阅读方式

其支持超星阅读器阅读、网页阅读、PDF阅读三种方式。

3．下载

下载书籍必须先安装超星阅读器。在网页的右边点击"下载本书"或者在超星阅读器中均可进行下载。

（二）读秀学术搜索

读秀学术搜索是由海量的文献资源和资料基本信息组成的，集文献搜索、试读、传递为一体的大型数据库，主要提供电子图书、期刊、学位论文、报纸等文献信息，可对文献资源及全文内容进行深度检索，并提供文献传递服务的平台，能为学习、工作、科研提供较为全面的学术资料。其更新频率为每月一次。

1．读秀学术搜索的特点

（1）一站式检索：将图书、报纸、期刊、学位论文、专利、视频等各种文献整合于同一平台上统一检索，读者可利用此平台获取所有文献信息。

（2）深度检索：读秀学术搜索不仅可深入图书章节和全文内容进行深度检索，通过对查找内容进行高亮标记，找到检索词在原文中的出处，同时也能对期刊、报纸、论文等文献进行深度检索，可以在较短的时间内获得全面、准确、深入的文献信息。此外还可提供文字选取、文字识别，并可直接复制粘贴到 Word 文档中。

（3）原文试读：读秀学术搜索一方面能显示图书的详细信息（作者、出版社、出版年份等）；另一方面还提供图书前 17 页免费原文显示（封面页、版权页、目录页等），读者可通过试读部分篇章内容选择所需图书，从而提高检索效率。

（4）文献传递：读秀学术搜索可以实现资源版权范围内的合理使用，不仅可以传递图书，亦可传递学术论文、报纸等。读秀的文献传递通过机器自动进行，可在最短时间内以电子邮件的方式向读者提供所需的文献资料。

（5）聚类分析：在检索结果界面，可提供"馆藏纸本、包库全文、图书下载"，并提供聚类功能，对检索结果进行文献类型、年代、学科等统计，其聚类工具同时提供对检索词的期刊、报纸、学位等文献检索，快速筛选文献。

2．检索介绍

（1）知识搜索。

知识搜索围绕检索者输入的检索词深入每一页的全文中进行查找，在搜索检索词的同时，还可搜索到与检索词相关扩展知识点，扩大检索范围，使查找的资源更加全面。

（2）图书检索。

打开读秀学术搜索首页点击"图书"，进入检索页面，图书检索包括基本检索、高级检索、分类检索。

①基本检索：有"全部字段""书名""作者""目次"等六个字段，读者在检索框中输入检索词，选择相应的字段即可进行中英文图书的检索（见图4-4）。点击目标图书后即可看到书的封面，点击封面后可以看到图书的相关信息，如图书的作者、出版社、页数、内容提要等。可点击包库全文按钮，直接在线阅读或下载阅读电子书阅读，若点击图书馆文献传递按钮，则可进入咨询界面，输入所需阅读图书的页数及接收邮箱即可。需注意，读秀系统每本图书单次传递页数不超过 50 页，同一本图书每周咨询量不超过全书的 20%，有效期为 20 天。

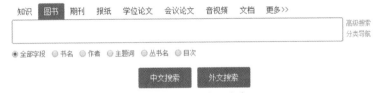

图 4-4　读秀学术基本检索界面

②高级检索：在图书搜索页点击高级检索，即可进入高级检索界面（见图4-5）。本界面提供逻辑"与"的组配检索，检索者在检索框中输入作者、主题词、出版社等检索词后即可进行查找。

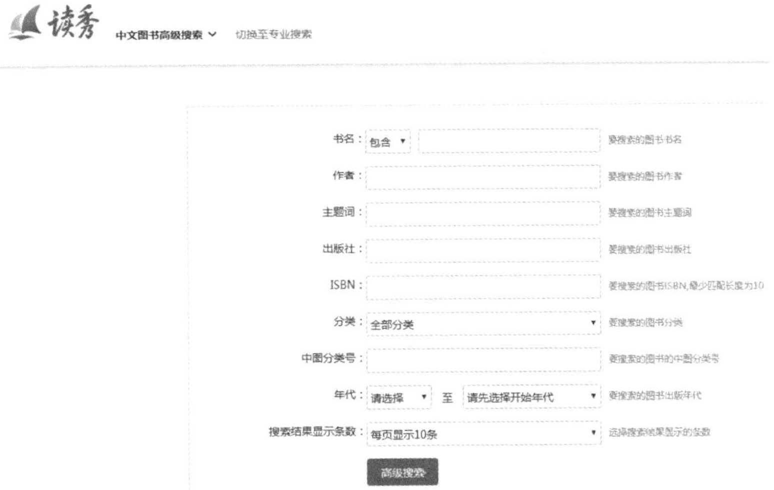

图 4-5　读秀学术搜索高级检索界面

③分类导航：在读秀学术搜索的首页，选择分类导航即可进入图书分类导航界面，检索者可根据所需的栏目名称，即可找到所需查找的图书（见图4-6）。

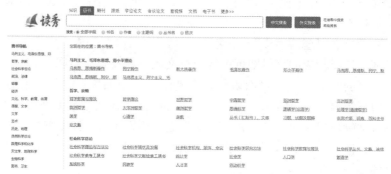

图4-6　读秀学术搜索分类导航界面

二、书生之家数字图书馆

书生之家数字图书馆由北京书生数字技术有限公司于2000年推出的，集支持普遍存取、分布式管理和提供集成服务于一身的基于Intranet和Internet环境下的数字图书馆系统平台。其集成了图书、期刊、音频、视频等各种资源，为广大读者提供了一个多元立体化的知识网络系统，其方便快捷的书内四级目录导航，分类检索、单项检索、组合检索、全文检索等检索功能，可准确锁定用户所需资源，从而解决传统图书馆在查询文献、浏览文献中造成的时间和资源上的浪费。书生之家数字图书馆目前已发展到第三代，且每年平均更新8万册电子图书。

（一）图书检索方法

（1）分类检索：书生之家第三代数字图书馆提供《中图法》和书生法两种分类。在页面的左边有分类列表，检索者可根据需求逐级进入下级分类，同时页面右边可显示该分类下的图书（见图4-7）。

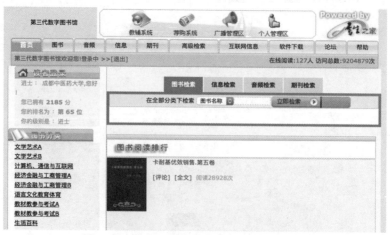

图4-7　书生之家数字图书馆分类检索界面

（2）基本检索：在页面中间的检索框中，选择检索字段，输入检索词，即可实现在全部图书资源中进行查找。

（3）全文检索：在全文检索中可以从图书的内容、目录进行查找，检索者可以从一个分类或者是全部分类中检索所需的内容（见图4-8）。

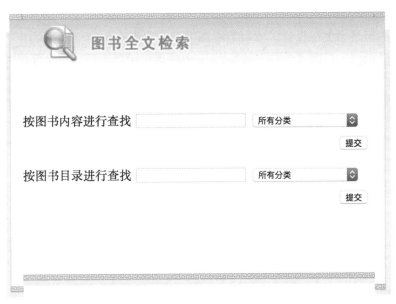

图4-8 书生之家数字图书馆全文检索界面

（4）组合检索：可以根据图书名称、作者、丛书名称、主题并利用之间的"与""或"逻辑关系进行检索。

（5）高级全文检索：可以从分类中，根据全文或目录，进行单词、多词、位置、范围等方面进行检索。点击搜索界面右侧的全文，即可进行全文阅读（见图4-9）。

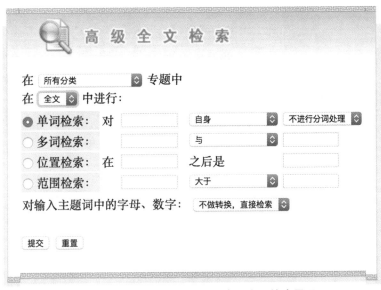

图4-9 书生之家数字图书馆高级全文检索界面

（二）图书阅读方法

由于书生之家的电子图书有专门的格式，故在阅读前必须安装书生数字信息阅读器。

三、书香成中医

书香成中医是中文在线公司特别为成都中医药大学全体师生推出的一个"24 小时无墙化"读书平台，目前该平台上已推出 10 万多册电子图书，涵盖科普、人文、地理、历史、文学、史记、人物传记等类别，另外还包含 3 万多集包括网络畅销小说、评书、相声等在内的优质有声读物资源。书香成中医平台的账号可以终身使用，即每个成中医人拥有自己的终生书房，在书房内可以进行阅读和作品上传，记录和保存自己不同时期读过的和写过的作品。此外，书香成中医还是一个社交平台，读者可通过此网站结交志同道合的书友。

（一）注册方法

打开书香成中医网站，在页面右侧就可以登录或注册。成都中医药大学师生注册的账号为 cdzy＋学号或者工号，例如 cdzy2016111111，默认密码为 123456。用户登录使用时不受校园网限制，随时随地都可以进入网站看书。

（二）使用方法

（1）检索方法：在页面右边检索栏中可以通过输入作者、书名、出版社即可搜索到平台上所有的相关图书，点击图书封面，进入图书详情页，可看到图书简介、评分等，点击"点击阅读"即可在线阅读（图 4-10）。

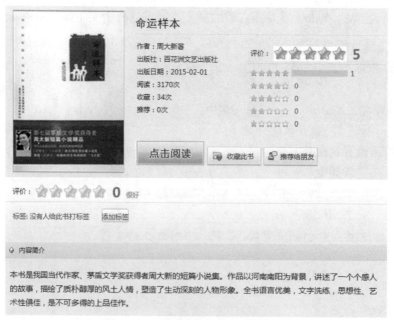

图 4-10　书香成中医检索结果界面

（2）听书：书香平台提供 3 万多集的在线听书，读者只需要在页面上点击听书即可看到平台上听书列，或者在页面搜索图书，点击封面右侧的"收听"即可进行在线听读。

（3）撰写书评：点击需要评价的书籍，在评论框内输入内容，点击提交即可上传书评。上传的书评可以在个人书房中查看（见图 4-11）。

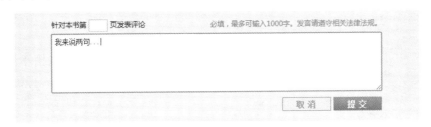

图 4-11　书香成中医撰写书评界面

（4）我的书房：点击"我的书房"可显示出一个菜单浮窗。进入我的书房后，可看到个人基本信息、通知、阅读记录等信息。

（5）微书房客户端下载：微书房是书香中国阅读平台及云屏数字借阅机的手机客户端，登录账号为书香中国平台注册的账号，成功登录后读者可以随时随地阅读和听书。

四、优阅外文电子图书

优阅外文电子图书是由美国麻省理工学院的德诺美集团针对中国开发的全文数据库，是专业的外文原版电子图书综合平台，涵盖了 MIT PRESS、McGraw－Hill、University of California Press、University of Michigan Press、Jones and Bartlett ebooks、Cisco Press 等近百家出版机构丰富的外文电子图书，领域覆盖工业技术、生物科学、医学、财经、文学、历史、地理等学科。该数据库收藏大量的经典著作，其中含有 50 多位诺贝尔奖获得者的百余部著作，以及数学领域的"诺贝尔奖"——菲尔兹奖获得者的各类著作等。读者只需轻点鼠标就可以浏览丰富的外文经典电子图书，极大地丰富知识获取。

（一）检索方法

（1）快速检索：在页面中的检索框中输入检索词即可在数据库中对所有的资源进行检索，亦可在"选择项"选择学科进行查找（见图 4-12）。

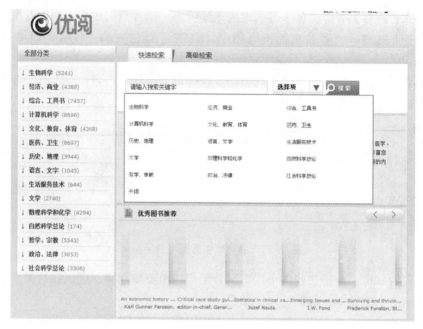

图4-12　优阅外文电子图书快速检索界面

（2）分类检索：在页面左边有分类检索，可选择类别逐级进入下级分类，同时页面会出现相应分类的图书（见图4-13）。

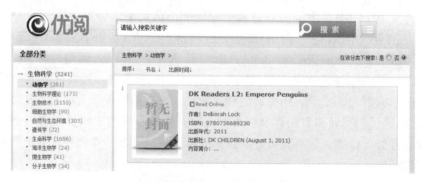

图4-13　优阅外文电子图书分类检索界面

（3）高级检索：点击页面"高级检索"，本界面提供逻辑"与""或"的组配检索（见图4-14）。检索者可在检索框中输入题名、作者、出版社等进行查找。

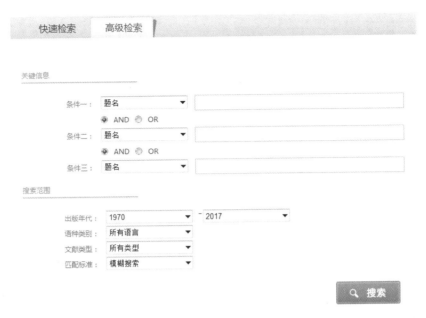

图 4-14　优阅外文电子图书高级检索界面

（二）阅读方法

读者通过页面左侧的图书分类栏或页面上方的图书检索栏对图书进行搜索，从而获取所需要的内容，随后点击书名或封面即可在线阅读，且不需要安装专用阅览器。图书正文部分可以进行复制，也支持在线打印。

五、博图外文数字图书馆

博图外文数字图书馆是博图公司与美国 Books Search 公司，联合国外上百家出版社打造的外文原版电子图书平台。该平台提供数十万册图书，内容覆盖医学、地理、教育、历史、法律等学科。

（一）检索方法

（1）分类检索：该平台提供分类检索，点击左侧分类名即可进入相应的分类。

（2）快速检索：页面中间的检索框中输入检索词即可在数据库中对所有的资源进行检索（见图 4-15）。

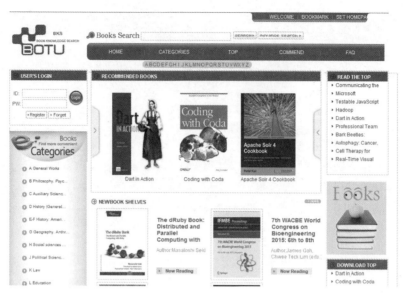

图 4—15　博图外文数字图书馆快速检索界面

（3）高级检索：提供逻辑"与""或"的组配检索。检索者可根据在检索框中输入题名、作者、国际标准书号等进行查找（见图 4—16）。

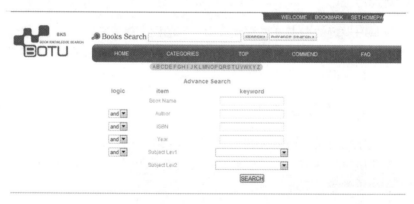

图 4—16　博图外文数字图书馆高级检索界面

（二）图书阅读

该平台电子图书在线阅读均使用 PDF 格式，可以直接阅读。离线阅读需安装阅读器。

六、外文生物医学图书共享服务系统

外文生物医学图书共享服务系统是开放式的自建共享服务平台，通过在学校内部搭建外文生物医学图书的学习和分享平台，增加学校内部外文图书的利用率，提高外文生物医学图书的分享，营造良好的学术研讨氛围。

第二节　中医药古籍文献计算机检索

随着古籍文献数字化进程不断加快，检索中医药古籍文献信息，除传统手工检索途径外，计算机检索途径因其方便、快捷、高效的优势，受到越来越多的使用。目前，中医药古籍文献建立数据库，一类是书目数据库，另一类是文献数据库，其中书目数据库对读者检索有关书目起到极大帮助。文献数据库一般分为两类：一类是图像格式，即按原著内容扫描成 PDF 图像文本；另一类是元数据格式，即录入文献文本内容（或扫描并转化为电子文本），并转换为可阅读与检索的数据库机读格式。

一、古籍馆藏目录检索

馆藏目录是反映一个图书馆收藏的全部或部分文献的目录。馆藏目录的特点是著录中注明本馆索书号，主要供读者了解图书馆的收藏情况以及馆藏文献的内容，它可以反映全馆藏书的情况，也可以反映馆藏某一类型文献状况。目前，国内大多高校图书馆、中医研究院（所）图书馆都实现了馆藏古籍目录计算机检索。

（一）中国中医科学院图书馆馆藏古籍目录数据库

进入"中国中医科学院图书馆"网页首页（http://lib. cintcm. ac. cn:8001），就有"书刊目录查询"系统，包括馆藏中医古籍目录数据库、海外中医古籍数据库等（图4−17）。

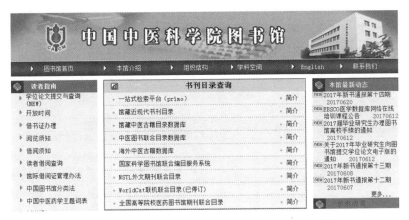

图 4−17　中国中医科学院图书馆馆藏古籍目录界面

馆藏中医古籍目录数据库可提供多种途径进行检索，如正书名、著者、版本、索书号、财产号等（图 4−18）。

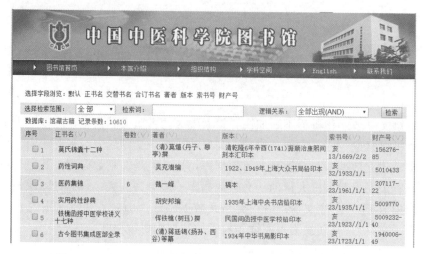

图 4-18 中国中医科学院图书馆馆藏古籍目录快速检索界面

(二)成都中医药大学图书馆馆藏古籍目录

成都中医药大学图书馆是四川省第一批古籍重点保护单位，现有 2 部古籍入选第三批国家珍贵古籍名录。目前，古籍文献保护与研究室共藏有古籍 2.7 万余册，善本古籍2720 册，普通古籍 2.5 万余册。图书馆以子部医家类古籍为收藏重点和收藏特色，涵盖中医基础、临床、针灸、中药、方剂等各个中医药学科领域；同时兼收史部、集部中人文历史学科古籍。

进入"成都中医药大学图书馆"官网，"古籍特藏"模块下就有"馆藏古籍检索"（图 4-19）。

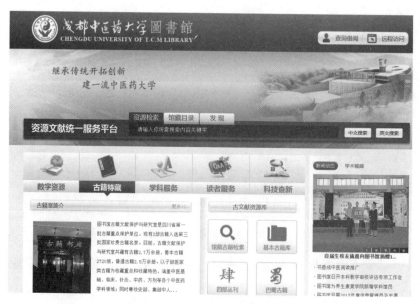

图 4-19 成都中医药大学图书馆馆藏古籍目录检索界面

二、中医药古籍文献数据库检索

(一)中国基本古籍库——医书集成

该库共收录自先秦至民国(公元前 11 世纪至公元 20 世纪初)历代典籍 1 万种,每种均制成数码全文,并附所据版本及其他重要版本之原版影像,另附 1~2 个珍贵版本的原版影像。该库总计收书 1 万种、17 万卷,版本 12500 个,全文 17 亿字,影像 1200 万页,数据总量约 330GB。收录范围涵盖全部中国历史与文化,其内容含量相当于 3 部《四库全书》,其收录历代有关医学之书,包括本草炮制、临床诸科、内经难经、伤寒金匮、食疗养生、医理医案、针灸推拿、诊法方书等共 500 种。

该库网罗全球 200 个公、私图书馆所藏中国古籍善本,既有宋、元、明、清历代之刻本、钞本、写本、稿本、批校本,也有外国版本如和刻本和高丽本等。所用版本均经专家严格筛选,符合"完本、现存最早之本或晚出精刻精钞精校本、未经删削窜改之本"三条标准,其中颇多世间罕见的孤本秘籍,堪称菁华遍地、满目琳琅。

《中国基本古籍库》(成都中医药大学本地镜像站)采用客户端访问方式,认证方式为 IP 认证,访问服务范围限制在校园网内。

下载医书集成客服端后需要安装,安装完毕启动"医书集成客户端应用程序","服务器"填写"210.41.208.112","用户名"和"密码"都为默认(图 4—20)。

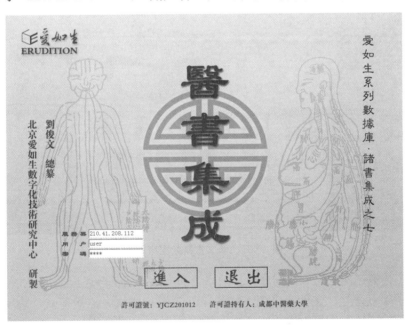

图 4—20 中国基本古籍库医书集成进入界面

该库共有 4 条检索路径:分类检索、条目检索、全文检索、高级检索。10 个基本功能:版式设定、字体转换、背景音色、版本对照、缩放控制、标点批注、阅读记忆、分类收集、下载编辑、原文打印。

（二）四部丛刊

《四部丛刊》于20世纪初由著名学者、出版家张元济先生汇集多种中国古籍经典纂辑而成。全书分为初编、续编、三编，每编内都分为经、史、子、集四部，共计收书504种、23万余页、1亿余汉字。其最大特色是讲究版本，专选宋、元刻本，明清精刻本，抄本，校本，手稿本。其版本价值之高，超过《四库全书》。

《四部丛刊》电子版采用扫描技术，重现原书面貌，并在卷首详细记录原版宽窄大小。其制作底本采用上海涵芬楼《四部丛刊》，其中包括《四部丛刊》初编、续编、三编。本数据库具有丰富的全文检索功能，简、繁、异汉字关联检索功能，组配检索功能。

（三）弘文古籍数据库（中医版）

弘文古籍数据库（中医版）收录中文古籍孤本、善本、珍藏本文献近1600种，6000余册，其中包括本草集注序录残卷、本草类方、冷庐医话、厘正按摩要术、本经逢原、类证治裁、保婴全书、本草纲目、察舌辩症新法、辩证录、丹溪心法、东医宝鉴、对山医话、黄帝内经、难经经释、活法机要等经典中医古籍类图书。该数据库首页如图4-21。

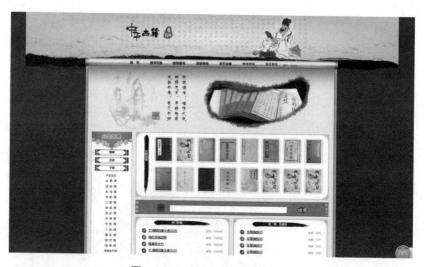

图4-21　弘文古籍数据库首页

弘文古籍数据库中医版数据库由目录系统和文献库两部分组成。目录部分采用文本格式，方便检索查寻，文献库采用DJVU、PDF图形格式，原版原式、忠实原貌，确保古籍文献的准确和应用价值。

（四）巴蜀中医药古籍数据库

巴蜀中医药古籍数据库是成都中医药大学图书馆自建古籍数据，将我馆馆藏巴蜀中医药古籍进行数字化加工，采用扫描技术，原版原图再现我馆馆藏巴蜀中医药古籍全貌。系统由文献检索框、资源展示和资源库三部分组成，如图4－22。文献检索框采用文本格式，方便检索查寻，可通过标题、责任者、摘要、出版者和全部五种路径进行检索，文献内容采用PDF图形格式呈现，如图4－23。

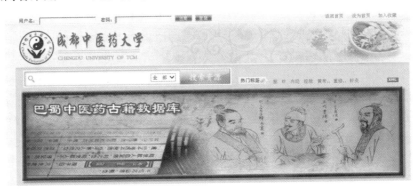

图4－22　巴蜀中医药古籍数据库首页

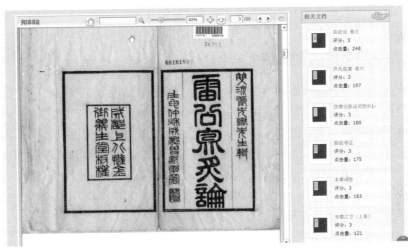

图4－23　巴蜀中医药古籍数据库检索文献内容PDF图形格式呈现

第三节　联机公共查询目录

一、联机公共目录查询系统

联机公共查询目录（Online Public Acess Catalog，OPAC）是一个基于网络的书目计算机检索系统，供读者查询馆藏信息并使馆藏资源得到共建共享。

（一）国家图书馆联机公共目录查询系统（http://opac.nlc.gov.cn/F）

中国国家图书馆是世界上入藏中文文献最多的图书馆，也是国务院学位委员会指定的博士论文收藏馆，图书馆专业资料集中收藏地，全国年鉴资料收藏中心，并特辟我国香港、台湾、澳门地区出版物专室。图书馆收藏国内正式出版物，同时重视国内非正式出版物的收藏，对外文刊购藏始于20世纪20年代，并大量收藏了国际组织和政府出版物，是联合国资料的托存图书馆。

随着信息载体的发展变化和电子网络服务的兴起，国家图书馆入藏了较为丰富的缩微制品、音像制品以及近百种国内外光盘数据库，内容涉及社科、人文、经济和科技等。在国家图书馆收藏的文献中比较有特色的是古籍善本、联合国资料、外国政府出版物、学位论文、地方志、家谱及众多特色数据库等。根据相关协定，国家图书馆不收藏专利文献，也不全面收藏标准文献。

读者通过目录查询，可检索国家图书馆的馆藏纸本图书、期刊、报纸、学位论文、古籍善本、特藏专藏、年鉴、工具书或电子出版物、缩微资料、视听资料等，同时查看各类文献的书目信息。

（二）联合目录集成服务系统（http://union.csdl.ac.cn）

该系统由中国科学院国家科学图书馆创建，以中西日俄文期刊联合目录数据库、中国科学院中西文图书联合目录数据库为基础数据来源的服务平台。读者通过目录查询方便地获取电子资源的全文，同时了解中国科学院所属图书馆关于该资源印本和电子文献的收藏情况，以及国内400余家图书馆关于该资源印本的收藏情况。该服务系统由"全国期刊联合目录""图书联合目录""电子资源知识库"等组成，其中全国期刊联合目录学科覆盖数学、物理、化学、天文、地理、生命科学、农业、医药、信息科学、工业技术、社会科学等，而电子资源知识库可通过题名、主题词、出版者、出版年、作者、ISSN、ISBN、分类号等进行检索。

（三）全国外文生物医学期刊馆藏联合目录（http://www.library.imicams.ac.cn/lm/）

全国外文生物医学期刊馆藏联合目录在原华东地区西文生物医药期刊馆藏联合目录基础上整合而成，现由国家医学中心馆中国医学科学院协和医科大学图书馆牵头，组织北京大学医学部图书馆（华北）、中国医科大学图书馆（东北）、复旦大学医科图书馆（华东）、西安交通大学医学分馆（西北）、四川大学图书馆（西南）、湖南医科大学图书馆（中南）六大地区中心馆，涉及全国30个省、市、自治区200多个单位合作编制。该联合目录可通过刊名、并列刊名、出版国、出版地、出版商、出版年、ISSN、订购号、主题词、馆代码11种途径进行检索，并能直接点击馆代码获得收藏馆的联系信息。

（四）WorldCat（http://www.worldcat.org）

WorldCat创建于1971年，是由联机计算图书馆中心（Online Computer Library

Center，OCLC）组织、世界上 170 个国家的 72000 多个图书馆参加的全球联合编目数据库。目前包括 2 亿多种图书和其他资料的书目以及这些资料的 18 亿多个馆藏地点，包括 470 多种语言或方言，覆盖了从公元前 1000 年到现在的资料，可检索各参加馆的馆藏，还可访问所查图书馆的其他服务。

二、文献保障系统

文献保障体系是一个集文献的收集、贮存、揭示、传递、利用等诸多功能为一体的社会系统。至今我国已初步建成文献信息保障体系，以中国高等教育文献保障体系、中国高校人文社会科学文献中心、国家科技图书文献中心为代表。

（一）中国高等教育文献保障体系

中国高等教育文献保障体系（China Academic Library&Information System，CALIS，http：//www.calis.edu.cn）始建于 1998 年，是以中国高等教育数字图书馆为核心建设的高校文献资源和人力资源整合的教育文献联合保障体系，可实现信息资源共建、共知、共享。CALIS 管理中心设在北京大学，下设了文理、工程、农学、医学 4 个全国文献信息服务中心，华东北、华东南、华中、华南、西北、西南、东北 7 个地区文献信息服务中心和东北地区国防文献信息服务中心。

CALIS 提供书目查询、数据库检索、虚拟参考咨询、学科导航、馆际互借与文献传递等服务。

1. 书目查询

其通过联合目录公共检索系统（即 CALIS OPAC）实现书目查询。该系统创建于 1998 年，由参加联机编目的成员馆合作编制，涵盖印刷型图书和连续出版物、电子期刊和古籍等多种文献类型，中文、西文和日文等语种，可提供简单检索、高级检索、浏览等检索方式。

2. 数据库检索

其通过页面导航实现中外文数据库检索，主要有 CALIS 高校学位论文库、万方数据库、中国资讯行数据库、特色库、CALIS 西文期刊篇名目次数据库、外文资源数据库等。

3. 虚拟参考咨询

虚拟参考咨询的作用是实时解答读者使用数字图书馆遇到的问题。

4. 学科导航

提供重要学术网站的导航和免费学术资源的导航。

5. 馆际互借与文献传递

以馆际互借或文献传递的方式从所在成员馆获取 CALIS 文献传递网成员馆的馆藏文献。

（二）中国高校人文社会科学文献中心

中国高校人文社会科学文献中心（China Academic Social Sciences and Humanities Library，CASHL，http：//www. cashl. edu. cn）作为全国性的人文社会科学文献收藏和服务中心，于2004年启动并开始提供服务。CASHL 的资源和服务体系由两个全国中心、五个区域中心和十个学科中心构成，可提供数据库检索和浏览、书刊馆际互借与原文传递、相关咨询服务等。

1．数据库检索和浏览

其可检索和浏览中心及成员馆馆藏图书、期刊信息以及 JSTOR、PAO 等数据库。

2．书刊馆际互借与原文传递

其以馆际互借或文献传递的方式获取 CASHL 提供的相关文献。

3．相关咨询

相关咨询包含免费服务和有偿服务两个层次。免费解答与 CASHL 有关的各类问题，或咨询人文社会科学方面的一般问题；如需人文社会科学方面的某一课题的详细信息和深度咨询服务，则根据实际情况进行适当收费。

（三）国家科技图书文献中心

国家科技图书文献中心（National Science and Technology Library，NSTL，http：//www. nstl. gov. cn/）是根据国务院的批示于2000年6月12日组建的一个虚拟的科技文献信息服务机构，成员单位包括中国科学院文献情报中心、中国科学技术信息研究所、机械工业信息研究院、冶金工业信息标准研究院、冶金工业信息标准研究院、中国化工信息中心、中国农业科学院农业信息研究所、中国医学科学院医学信息研究所、中国标准化研究院标准馆、中国计量科学研究院文献馆等机构，旨在通过资源共建共享的方式，构建国家科技文献资源战略保障服务系统。文献类型包括期刊、会议文献、学位论文、报告、标准文献、丛书、文集汇编、计量规程、专利和 STKOS，文种涉及中、西、日、俄等，覆盖自然科学、工程技术、农业科技和医药卫生四大领域的100多个学科或专业。NSTL 主要功能有文献检索、引文检索、全文文献、代查代借、参考咨询、预约印本等。

学习小结：

随着技术的发展，电子图书已逐渐成为人们阅读图书的主要方式，通过本节学习，可了解、熟悉常用的电子图书资源，获取专业书籍，通过阅读电子图书，拓宽知识面。

复习思考题：

1．哪些平台具有听书功能？如何使用？

2．如何使用博图外文数字图书馆的分类检索？其分类方法与《中图法》有何不同？

3．联机公共查询目录有哪些？

参考文献：

［1］冯涛. 信息检索［M］. 北京：知识产权出版社，2015.

［2］黄丽霞，周丽霞，赵丽梅. 信息检索教程［M］. 北京：知识产权出版社，2014.

［3］刘桂锋. 医学信息检索与利用［M］. 镇江：江苏大学出版社，2015.

［4］海涛. 信息检索与利用［M］. 北京：北京航空航天大学出版社，2015.

［5］陈伟，汪琼. 信息资源检索与利用［M］. 北京：国防工业出版社，2014.

［6］赵莉. 信息素养实用教程［M］. 北京：中国轻工业出版社，2013.

［7］尤建忠. 数字资源检索与利用［M］. 杭州：浙江工商大学出版社，2013.

［8］刘日升. 外语信息检索概论［M］. 大连：辽宁师范大学出版社，2009.

［9］陈泉. 网络信息检索与实践教程［M］. 北京：清华大学出版社，2013.

第五章　中文数据库及平台

学习目的

通过本章学习，熟悉各数据库收录的文献资源类型，熟练掌握常用中文数据库和检索平台的检索方法和使用技巧。

学习要点

理解和掌握各个中文数据库及平台的检索方法及使用技巧。

网络环境下，各类综合和专业数据库及检索平台是高校师生获取文献资源的重要途径，用户可以通过查检各类文摘型数据库获取文献线索，再通过链接或者全文数据库获取文献全文，也可以直接通过全文数据库的查检来获取文献全文。随着网络技术的发展，当前还有平台直接整合了多个数据库的资源和服务，方便用户可以直接通过一个平台检索来获取相应资源。作为初学者应熟悉各个数据库和平台收录的资源类型，并掌握其相应的检索方法。

第一节　中国生物医学文献服务系统

一、中国生物医学文献服务系统概述

中国生物医学文献服务系统（简称 SinoMed）是由中国医学科学院医学信息研究所/图书馆开发研制的。该系统整合了中国生物医学文献数据库（CBM）、中国生物医学引文数据库（CBMCI）、西文生物医学文献数据库（WBM）、中国医学科普文献数据库（CPM）、北京协和医学院博硕学位论文库（PUMCD）等资源，是集文献检索、引文分析、开放获取、原文传递服务、个性化服务于一体的生物医学中外文整合文献服务

系统。

（一）收录范围

（1）中国生物医学文献数据库（CBM）：收录 1978 年至今 2900 余种中国生物医学期刊以及汇编、会议论文的文献题录 1080 余万篇。全部题录均进行主题标引、分类标引，同时对作者机构、发表期刊、所涉基金等进行规范化加工处理。2019 年起，新增标识 2015 年以来发表文献的通讯作者，全面整合中文 DOI（数字对象唯一标识符）链接信息，方便获取。

（2）中国医学科普文献数据库（CPM）：收录 2000 年以来国内出版的医学科普期刊近百种，文献总量 43 万余篇，重点突显养生保健、心理健康、生殖健康、运动健身、医学美容、婚姻家庭、食品营养等与医学健康有关的内容。

（3）北京协和医学院博硕学位论文库（PUMCD）：收录 1981 年以来协和医学院培养的博士、硕士研究生学位论文，学科范围涉及医学、药学各专业领域及其他相关专业，内容前沿、丰富。

（4）西文生物医学文献数据库（WBM）：收录世界各国出版的重要生物医学期刊文献题录 2900 余万篇，其中馆藏期刊 6300 余种，免费期刊 2600 余种；收录的期刊文献题录年代跨度大，部分期刊可回溯至创刊年，全面体现协和医学院图书馆悠久丰厚的历史馆藏。

（5）中国生物医学引文数据库（CBMCI）：收录 1989 年以来中国生物医学学术期刊文献的原始引文 2000 余万篇，经归一化处理后，引文总量达 640 余万篇。所有期刊文献引文与其原始文献题录关联，以更好地支持多维度引文检索与引证分析。

（二）SinoMed 知识服务体系

（1）知识整合：实现内部不同数据库间中西文的整合，与其他数据库如 PubMed 数据库、Scopus 数据库、维普期刊服务平台数据进行整合。

（2）知识链接：主要有主题链接、作者链接、期刊链接、参考文献链接、引用链接等。

（3）知识检索：有智能检索、主题语言检索、自然语言检索、跨语言检索、跨库检索、聚类检索、作者检索、引文检索等。

（4）知识导航：主要有分类导航、期刊导航、基金导航、机构导航等。

（5）决策支持分析与评价：主要有作者分析与评价、期刊分析与评价、基金分析与评价、引文分析与评价、机构分析与评价等。

（6）个性化服务：主要涉及知识定制与推送、检索历史存储、引文追踪、个人数据定制、专题数据定制等。

二、中国生物医学文献服务系统检索方法

中国生物医学文献服务系统（SinoMed）平台服务包含：题录检索服务、学术分析服务以及针对用户的个性化服务。

（一）题录检索

中国生物医学文献服务系统（SinoMed）提供跨库检索和单个数据库的检索服务。

1. 跨库检索

进入 SinoMed 首页系统默认的是跨库检索（见图 5－1），跨库检索能同时在 SinoMed 平台集成的一个或多个数据库进行检索。

SinoMed 首页的检索输入框即是跨库检索的快速检索框，输入框右侧是"高级检索"，用户还能从 SinoMed 首页右上角的数据库下拉菜单里进入跨库检索。

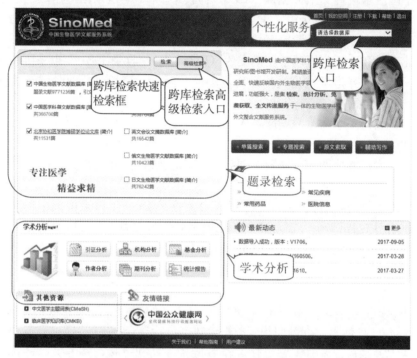

图 5－1　SinoMed 平台主界面及跨库检索入口

【检索示例】在"中国生物医学文献数据库"和"北京协和医学院博硕学位论文库"中查找 2015 至 2018 年标题中包括"高血压"的文献。

①分析：该课题涉及检索字段"标题"字段，检索词为高血压，检索年代 2015—2018。

②检索步骤：点击 SinoMed 平台首页检索框后"高级检索"进入高级检索界面；在数据库选择区勾选"中国生物医学文献数据库"和"北京协和医学院博硕学位论文库"，在构建检索表达式中选择"标题"，在检索框中输入"高血压"，勾选"智能检索"，将检索词"发送到检索框"，在"年代"中输入 2015 到 2018，点击"检索"按钮即可得到检索结果（见图 5－2）。

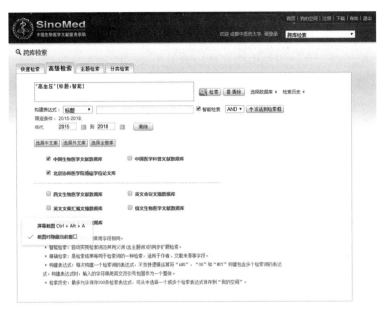

图 5-2 SinoMed 跨库检索中高级检索示例演示界面

2. 单库检索

单库检索提供多种检索途径，如快速检索、高级检索、主题检索、分类检索、期刊检索、作者检索、机构检索、基金检索、引文检索等。下面以 CBM 数据库为例介绍各检索途径的具体使用方法。

（1）快速检索

CBM 数据库默认在全部字段执行智能检索。如输入"艾滋病"，系统将用"艾滋病""获得性免疫缺陷综合征"等表达同一概念的一组词在全部字段中进行智能检索。

快速检索支持逻辑运算符"AND""OR""NOT"检索，多个检索词之间的空格执行"AND"运算，如肝炎 AND 预防；快速检索还支持单字通配符"?"和任意通配符"％"检索，通配符的位置可以置首、置中或置尾，如胃？癌、肝％疫苗、％PCR；检索词含有特殊符号"－""（"时，需要用英文半角双引号标识检索词，如" hepatitis B virus"" 1，25－（OH）2D3"。

快速检索最多能保存 200 条检索表达式，可实现一个或多个历史检索表达式的逻辑组配检索。检索策略可以保存到"我的空间"和订阅 RSS。

【检索示例】检索预防肝炎的相关文献。

①分析：该课题涉及的检索词有：肝炎、预防。

②检索步骤：在快速检索框中输入"肝炎　预防"，两词间的空格表示逻辑"与"（and）的运算，点击"检索"按钮。

快速检索后可根据需要选择"二次检索"。二次检索是在已有检索结果范围内重新设置检索条件后进行的检索，可缩小检索范围。用户可根据课题需要对检索的年代范围、文献类型、年龄组、性别、对象类型等进行限定检索。

（2）高级检索

SinoMed 中所有数据库均支持高级检索。高级检索支持多个检索入口、多个检索词之间的逻辑组配检索，方便用户构建复杂检索表达式。检索入口包括：常用字段、全部字段、中文标题、英文标题、摘要、关键词、主题词、特征词、分类号、作者、第一作者、通讯作者、作者单位、刊名、出版年、期、ISSN、基金。

常用字段由中文标题、摘要、关键词、主题词四个检索项组成。核心字段由中文标题、关键词、主题词三个检索项组成。

在构建检索表达式后面的下拉菜单中选择相应的检索字段，在检索框中输入检索词，检索表达式实时在检索枢中显示编辑。如果多个检索词，选择相应的逻辑运算符后，再选择相应的检索字段，完成后，点击检索框后面的"检索"按钮，即可出相应的检索结果（见图5-3）。

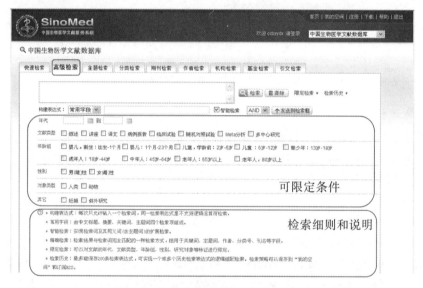

图 5-3　CBM 高级检索示例演示界面

在 CBM 高级检索过程中，在构建检索表达式时，需要注意以下内容的具体运用。"构建表达式"每次可允许输入多检索词，同一检索表达式里仅支持一种逻辑运算符检索；"智能检索"实现检索词及其同义词（含主题词）的扩展检索；CBM 数据库的简单检索和高级检索均支持智能检索。"精确检索"是检索结果与检索词完全匹配的一种检索方式，适用于、作者、分类号、刊名等字段；"限定检索"可以对文献的年代、文献类型、年龄组、性别、研究对象等特征进行限定。

【检索示例】在"中国生物医学文献数据库（CBM）"中查找成都中医药大学发表的麻黄治疗咳嗽的文献。

①分析：该课题涉及的检索词有麻黄、咳嗽，作者单位是成都中医药大学。

②检索步骤：首先，在"构建表达式"中选择"常用字段"，输入"麻黄"，在逻辑组配选择框中选择"AND"，在检索框中输入"咳嗽"；其次，点击"＋"号增加检索框，在字段选择中选择"作者单位"，输入"成都中医药大学"，点击"检索"按钮。

（3）主题检索。在 SinoMed 中，CBM、WBM、中国医学科普文献数据库和北京协和医学院博硕学位论文库均支持主题检索。输入检索词后，系统将在《医学主题词表》（MeSH）（中译本）及《中国中医药学主题词表》中查找对应的中文主题词。也可通过"主题导航"，浏览主题词树查找需要的主题词（见图 5-4）。

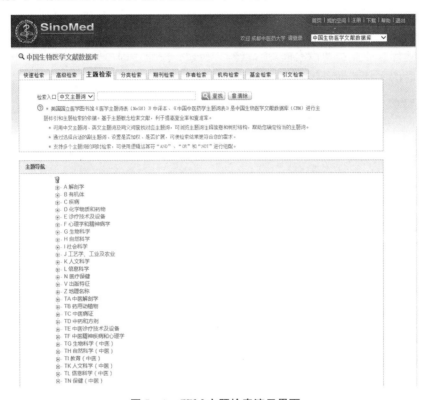

图 5-4 CBM 主题检索演示界面

扩展检索：对当前主题词及其下位词进行检索，非扩展检索则只检索当前主题词，系统默认为扩展检索。

加权检索：仅对主要概念主题词（加"*"表示）进行检索，非加权检索则对加"*"的主要概念主题词和不加"*"的非主要概念主题词都进行检索。加权检索可以提高查准率。系统默认为非加权检索。

组配副主题词检索：副主题词用于对主题词的某一特定方面加以限制，强调主题词概念的某些专指方面。CBM 现有副主题词 94 个，表明同一主题的不同方面。为主题词组配副主题词，可以更准确地表达文献内容，使概念更为专指。如检索"糖尿病并发症的治疗"的文献，就需要用主题词"糖尿病并发症"与副主题词"治疗"组配进行检索。可选择"扩展副主题词"检索，即组配当前副主题词及其下位副主题进行检索，不扩展则只组配当前副主题词进行检索，系统默认为副主题词扩展检索。不选择任何副主题词，系统默认为是组配全部副主题词。

【检索示例】在 CBM 的"主题检索"中查找"糖尿病并发症的治疗"方面的文献。

①分析：该课题涉及的检索途径为"主题检索"，首先要确定糖尿病的正式主题词，

然后再用其对应的正式主题词进行主题途径检索。

②检索步骤。第一步：进入 CBM 的主题检索页面，输入"糖尿病"后，点击"查找"按钮。第二步：浏览查找结果，在列出的所有款目词和主题词中选择"糖尿病并发症"，点击主题词"糖尿病并发症"。在主题词注释详细页面，显示了该主题词可组配的副主题词、主题词的详细解释和所在的树形结构。第三步：为提高查准率，在主题词"糖尿病并发症"下的"加权检索"选择框内打"√"，在主题词注释详细页面，选择副主题词"治疗"，"发送到检索框"后点击"检索"按钮，即可检索出"糖尿病并发症的治疗"方面的文献（见图5-5）。

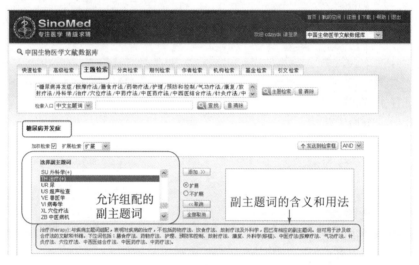

图 5-5　CBM 主题检索示例演示界面

（4）分类检索。在 SinoMed 中，CBM、WBM、中国医学科普文献数据库和北京协和医学院博硕学位论文库均支持分类检索。输入分类名或分类号后，系统将在《中国图书馆分类法·医学专业分类表》中查找对应的类号或类名。分类检索从文献所属的学科角度进行查找，从而提高族性检索效果。在检索框下方有"分类导航"，按照《中国图书馆分类法·医学专业分类表》进行逐级分类，在分类词注释详细页面，显示了该分类可组配的复分号，详细解释和所在的树形结构。可以根据检索需要，选择是否"扩展检索"。选择所需相应分类复分号，点击"添加"后"发送到检索框"，再点击"分类检索"按钮，即可检索出相应分类方面的文献。

（5）期刊检索。在 SinoMed 中，CBM、WBM 和中国医学科普文献数据库均支持期刊检索。期刊检索提供从期刊途径获取文献，并能对期刊的发文情况进行统计与分析。例如，检索《成都中医药大学学报》自然科学版 2018 年发表的文献。检索步骤是：首先，进入数据库期刊检索界面，检索入口系统默认为"刊名"，在检索框中输入"成都中医药大学学报"，点击"查找"。其次，在检索结果列表中选择"成都中医药大学学报"。最后，在检索期刊的年代聚类中，点击需要查看的年份和期数，即可查看该年度某一期或者全部期的文献。

（6）引文检索。引文检索是 CBM 新增的一项重要功能。支持从被引文献题名、主

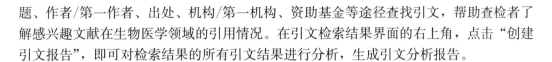

题、作者/第一作者、出处、机构/第一机构、资助基金等途径查找引文，帮助查检者了解感兴趣文献在生物医学领域的引用情况。在引文检索结果界面的右上角，点击"创建引文报告"，即可对检索结果的所有引文结果进行分析，生成引文分析报告。

（二）学术分析服务

CBM 库新增从引证角度开展的期刊分析、第一作者分析、机构分析、基金分析和引文分析学术分析，帮助用户洞察学科领域发展趋势。

（三）个性化服务

在 SinoMed 数据库右上角"我的空间"处，注册并登录帐号后即可，享有检索策略定制、检索结果保存和订阅、检索内容主动推送及短信、邮件提醒等个性化服务。

1. 我的检索策略

在已登录"我的空间"的前提下，从检索历史页面，勾选一个或者多个检索记录，将其保存为一个检索策略，并且可以为这个检索策略赋予贴切的名称。保存成功后，可以在"我的空间"里对检索策略进行导出和删除操作。点击策略名称进入策略详细页面，可对策略内的检索表达式进行"重新检索""删除""推送到邮箱"操作。通过策略详细页面的"重新检索"，可以查看不同检索时间之间新增的数据文献。

2. 我的订阅

在已登录"我的空间"的前提下，用户个人可以从检索历史页面，对历史检索表达式进行邮箱订阅或者 RSS 订阅。邮箱订阅是指将有更新的检索结果定期推送到用户指定邮箱，可以设置每条检索表达式的推送频率，并可浏览和删除任意记录的邮箱推送服务。RSS 订阅则支持对每条 RSS 订阅记录的浏览和删除。

3. 我的数据库

在已登录"我的空间"的前提下，用户可以从检索结果页面，把感兴趣的检索结果添加到"我的数据库"。在"我的数据库"中，可以按照标题、作者和标签查找文献，并且可以对每条记录添加标签和备注信息。

4. 引文追踪器

引文追踪器用于对关注的论文被引情况进行追踪。当有新的论文引用此论文时，用户将收到登陆提示和邮件提示。对于单篇文献，在已登录"我的空间"的前提下，可以创建"引文追踪器"，并发送到"我的空间"，追踪该引文的最新被引情况。在"我的引文追踪"页面，可以对创建的引文追踪进行"重新检索"和"删除"操作。

三、检索结果输出与展示

（一）检索结果输出

在检索结果页面用户可根据需要，点击结果输出，选择输出方式、输出范围、保存格式。

（二）检索结果显示格式

检索结果页面可以设置显示的格式（题录、文摘）、每页显示的条数（20 条、30 条、50 条、100 条）、排序的规则（入库、年代、作者、期刊、相关度、被引频次），并且可以进行翻页操作和指定页数跳转操作（见图 5-6）。

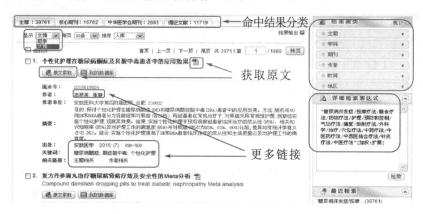

图 5-6　CBM 检索结果演示界面

（三）检索结果原文获取

目前 CBM 题录数据库实现了全文链接功能，1989 年以来的全文可直接链接至维普中文期刊服务平台直接下载。对于维普中文期刊服务平台不能链接到的全文可通过"原文索取"功能获取原文。

（四）检索结果分类

SinoMed 系统中"中国生物医学文献数据库"和"西文生物医学文献数据库"对检索结果进行详细分类。"中国生物医学文献数据库"对检索结果从三方面进行分类，分别为核心期刊、中华医学会期刊、循证文献。其中，核心期刊是指被《中文核心期刊要目总览》或者《中国科技期刊引证报告》收录的期刊，中华医学会期刊是由中华医学会编辑出版的医学期刊，循证文献指 SinoMed 系统对检索结果进行循证医学方面的策略限定所得结果。

（五）检索结果分析

检索结果页面右侧，按照主题、学科、期刊、作者、时间和地区 6 个维度对检索结

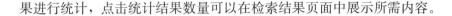

果进行统计，点击统计结果数量可以在检索结果页面中展示所需内容。

四、中国生物医学文献服务系统特点

（一）数据深度加工

SinoMed 一贯注重数据的深度加工和规范化处理。根据美国国立医学图书馆《医学主题词表》（MeSH）（中译本）、中国中医研究院中医药信息研究所《中国中医药学主题词表》以及《中国图书馆分类法·医学专业分类表》对收录文献进行主题标引和分类标引，对文献内容揭示更加全面、准确。同时 CBM 库还对作者机构、发表期刊、所涉基金等进行规范加工，以逐步提升机构、期刊及基金查询分析的准确性与全面性。

（二）检索功能强大

系统在继续支持快速检索、高级检索、多内容限定检索、主题词表辅助检索、主题与副主题扩展检索、分类表辅助检索、著者机构限定、定题检索、多知识点链接等检索功能的基础上，优化智能检索，新增机构检索（第一机构检索）、基金检索、引文检索，使检索过程更快、更高效，检索结果更细化、更精确。

（三）全文服务方式多样

在整合各类原文链接信息的基础上，借助协和医学院图书馆丰富的馆藏资源和与维普等数据服务商的合作资源，同时依托国家科技图书文献中心（NSTL），从而建立起强大的全文传递服务系统，继续拓宽全文获取路径。通过 SinoMed，用户能阅读协和医学院硕博士学位论文、直接获取免费期刊文献原文、获得外文非免费原文链接及申请付费式原文索取等全文服务。

（四）个性化服务

个性化服务是 SinoMed 为用户提供的一项非常重要功能。用户注册个人账号后便能拥有 SinoMed 的"我的空间"权限，享有检索策略定制、检索结果保存和订阅、检索内容主动推送及邮件提醒、写作助手、引文追踪、使用统计等个性化服务。SinoMed 力争逐步将个性化服务贯穿数据库利用的全过程，增强服务的主动性。通过"我的空间"，用户还能为 SinoMed 提供宝贵的反馈意见和建议。

第二节 中国知识基础设施工程

一、中国知识基础设施工程概述

(一)简介

1998 年世界银行提出国家知识基础设施工程(National Knowledge Infrastructure, NKI)的概念,并指出其在知识经济、科技发展和国民教育中具有重要的战略地位。1999 年 6 月清华大学和清华同方共同发起创建"中国知识基础设施工程(China National Knowledge Infrastructure,CNKI)规划"的宏伟蓝图,该工程是以各学科基础和前沿知识以及专家知识与经验为基本内容,以高性能计算机和信息基础设施为支撑,以建设国家级知识基础和创新体系为目标的超大型知识信息管理系统。随后建立了 CNKI 工程中心网站,域名为"www.cnki.net"。经过十余年的努力,CNKI 已发展成为囊括学术期刊论文、博硕士论文、专利、科技成果等多种类型文献,为全社会知识资源高效共享提供丰富的知识信息资源和有效的知识传播与数字化学习平台。在该平台上,读者可以尽享 CNKI 所提供的各种文献检索与使用、数据分析与挖掘、知识关联与聚类等功能和服务,获取知网所提供的各种学术动态和读者服务,以及下载各种知网所研发或提供的增值应用工具等。

中国知网知识发现网络平台利用知识管理的理念,实现了知识汇聚与知识发现,结合搜索引擎、全文检索、数据库等相关技术达到知识发现的目的。平台的主要目标是更好地理解用户需求,提供更简单的用户操作,从而得到更准确的查询结果。

(二)收录范围

CNKI 文献资源种类繁多,主要包括学术期刊、博士论文、硕士论文、会议论文、科技成果、报纸、专利、标准、年鉴、工具书、外文文献等。

1. 中国学术期刊网络出版总库

该库主要收录 1915 年至今的期刊论文全文,包括基础与应用基础研究、工程技术、高级科普、政策指导、行业指导、实用技术、职业指导类期刊。截至 2017 年 2 月累计收录 8387 种期刊,文献量 4826 万余篇,有 3700 余种期刊已回溯至创刊。其中,独家收录期刊 1611 种,核心收录期刊 1979 种。

2. 中国博士学位论文全文数据库

该库收录 2000 年以来来自全国 400 多家培养单位的博士学位论文,截至 2016 年底累计收录博士论文 31.6 万余篇,部分回溯收录至 1984 年。

3．中国优秀硕士学位论文全文数据库

该库收录 2000 年以来来自全国 600 多家培养单位的优秀硕士学位论文，截至 2016 年底共收录优秀硕士论文 297.6 万余篇，部分回溯收录至 1984 年。

4．中国重要会议论文全文数据库

该库收录 1953 年以来国内外 4300 多家授权单位推荐的 17000 多个国内重要学术会议的论文，并收录国内外召开的会议的音像视频。截至 2017 年 2 月收录会议文献 213 万余篇。

5．中国重要报纸全文数据库

该库收录 2000 年以来面向全国公开发行的 500 多种中药报纸刊载的学术性、资料性文献 1510 万余篇。

6．中国专利全文数据库

该库收录 1985 年至今中国专利数据，涉及发明专利、实用新型专利、外观设计专利三个子库，准确地反映中国最新的专利发明。截止 2016 年 7 月共计收录专利约 1456 万余条。

7．海外专利数据库

该库收录 1985 年至今美国、日本、英国、德国、法国、瑞士、世界知识产权组织、欧洲专利局、俄罗斯、韩国、加拿大、澳大利亚和中国香港及中国台湾地区十国两组织两地区的专利约 5370 万余条。

8．国学宝典数据库

该库收录先秦至民国中文古籍全文文献约 4903 种。

9．中国工具书网络出版总库

收录资源类型分辞书和资料两个大类，其中，辞书类型包括汉语言词典、英语和小语种词典、专科辞典、百科全书、鉴赏辞典等等，资料类型包括手册指南、图谱、医药图谱、年表、名录、语录、传记、志书、类书、资料集等。该库收录了我国 300 多家出版社正式出版的 9000 多部工具书，共 34 亿汉字，约 2000 万词条，100 万张图片。

10．中国年鉴网络出版总库

该库收录 1912 年至今的中国国内中央、地方、行业和企业等各种年鉴的全文文献共 3167 种，数据总量约 2286 万余条。

11．国家标准全文数据库

该库收录了 1950 年至今由中国标准出版社出版的国家标准化管理委员会发布的所有收录。

12．国内外标准题录数据库

该库数据来源于中国标准化研究院国家标准馆。其中《中国标准数据库》收录了所有的国家标准（GB）、国家建设标准（GBJ）、中国行业标准的题录信息，约 27 万余条；《国外标准数据库》收录了国际标准、国际电工标准、欧洲标准、德国标准、英国标准、法国标准、日本工业标准、美国标准、美国部分学协会标准等题录信息 38 万余条。

13. 中国行业标准全文数据库

该库收录了现行、废止、被代替以及即将实施的各类行业标准。

14. "文化大革命"期间中草药实用手册全文数据库

该库收录"文化大革命"期间义务工作者与地方农民、乡村医生联合整理的具有一定科学价值的中草药手册 800 余种。

15. 中国引文数据库

该库数据主要来源于"中国学术期刊全文数据库""中国博士学位论文全文数据库""中国优秀硕士学位论文全文数据库""中国重要会议论文全文数据库""国际会议论文全文数据库"以及部分未收录全文的期刊数据库的文后参考文献和文献注释,涉及期刊(中外文)、图书、学位论文、会议论文、专利、标准、报纸和年鉴等文献类型。通过提供客观、准确、完整的引文索引数据以揭示各种类型文献之间的相互引证关系,不仅可以为科学研究提供新的交流模式,而且也可以作为一种有效的科学管理及评价统计分析工具。该库收录 1915 年至今的引文文献题录信息,目前已有 2 亿余条的引文数据,并且保持 2000 万条/年的增速。

(三)平台系统结构

CNKI 平台提出了全新的资源使用理念,采用文献检索模式和信息服务体系,构建了以总库资源超市理念为框架,以统一导航、统一元数据、统一检索方式、统一知网节为基础的资源出版平台,一方面为大小资源出版商提供展示出版资源的空间,另一方面为个人用户提供定制资源、功能、服务的平台,同时也为机构用户提供定制资源和功能,定制辅助机构生产、经营的情报服务的平台。中国知网首页(www.cnki.net)见图 5-7,其中各个主要部分功能说明如下:

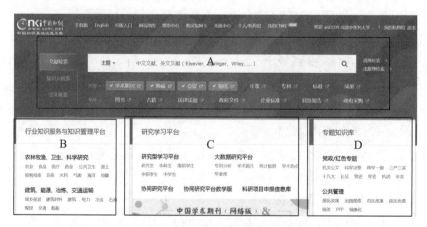

图 5-7 平台系统结构图

（1）统一检索平台。

平台提供统一的检索界面，采取一框式的检索方式，用户只需要在文本框中直接输入自然语言（或多个检索短语）即可检索，简单方便。一框式的检索默认为检索"文献"。文献检索属于跨库检索，目前包含文献类数据库产品期刊、博硕士论文、国内重要会议、国际会议、报纸和年鉴七个库。一框式检索的优点是风格统一，简单易用。

（2）行业知识服务与知识管理平台。

根据不同行业客户群体的特定需求，以提升特色化服务水平为宗旨的各种行业知识服务平台，服务于高等院校、科研机构、政府机关、企业、医院、农村、国防等行业领域。

（3）研究学习平台。

数字化学习平台支持读者检索资源，用户利用所获取的资源进行学习和研究活动，同时平台还提供数字化学习平台、数字化研究平台、知识元检索、翻译助手、学术研究热点等学习工具。

（4）专题知识库。

专题知识库提供了党政/红色专题、公共管理专题等领域文献资料。

二、中国知网检索方法

（一）检索规则

1．文献类型

支持文献、期刊、博硕士、会议、报纸、外文文献、年鉴、百科、词典、统计数据、专利、标准、图片、成果、指数、法律、古籍、引文、手册等文献类型的检索。

2．主要字段

支持的检索字段有主题、全文、篇名、作者、单位、关键词、摘要、参考文献、中图分类号、文献来源等。

3．布尔逻辑检索

平台高级检索及专业检索可以运用＊（与）、＋（或）、－（非）逻辑组配关系，查找同时满足多个检索条件的文献。

4．限定检索

（1）时间范围限定：使用下拉菜单的选择，时间范围是 1979 年至今。

（2）期刊范围限定：可指定来源期刊范围。

（3）学科范围限定：包括基础科学、工程科技Ⅰ辑、工程科技Ⅱ辑、农业科技、医药卫生科技、哲学与人文科学、社会科学Ⅰ辑、社会科学Ⅱ辑、信息科技、经济与管理科学 10 大专辑和 168 学科。

5．加权检索

支持检索词词频加权检索，可选择检索词出现 2~9 次以上为命中。不选默认出现一次为命中。

6. 精确检索

提供检索词的精确与模糊匹配两种方式。

7. 位置检索

提供位置检索中的同句检索与同段落检索两种方式。

（二）检索途径/方式

CNKI知识发现平台提供了多种检索方式，包括一框式检索、高级检索、专业检索、作者发文检索、句子检索五种检索方式。

1. 一框式检索

提供了类似搜索引擎的检索方式，用户只需要输入所要找的检索词，点击"检索"就查到相关的文献，见图5-8。

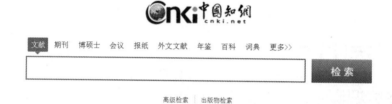

图5-8 知网检索平台的一框式检索

2. 高级检索

高级检索为用户提供更灵活、方便检索方式，见图5-9。

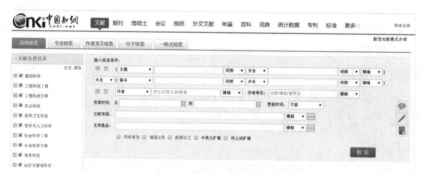

图5-9 知网检索平台的高级检索

点击"＋"可以增加检索条件行，并与上一行检索条件自由组配逻辑关系，最多可以增加7行。

本文以文献的内容特征的检索为例，具体如下：

检索项：全文、摘要、篇名、主题、关键词、参考文献、中图分类号。文献内容特征检索的步骤如下：

第一步：在下拉框中，选择一种文献内容特征。在其后的检索框中填入一个检索词。

第二步：若一个检索项需要两个检索词作控制，如想用"计算机"和"发展"进行文献筛选，可选择"并含""或含"或"不含"三种关系词的其中之一作为逻辑关系，在第二个检索框中输入另一个检索词。

第三步：点击检索项前的"＋"号，添加另一个文献内容特征检索项。

第四步：添加完所有检索项后，点击检索按钮，进行检索。

【检索示例】检索 2015—2018 年成都中医药大学发表的针灸治疗面瘫的文献。

①分析。该课题涉及的检索条件，作者单位：成都中医药大学；检索词：针灸，治疗，面瘫；时间限定：2015—2018 年。

②检索步骤：利用高级检索中的向导式检索，依次选择相应检索字段，输入相应内容，点击"检索"按钮即可，见图 5-10。

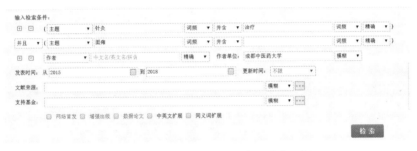

图 5-10　知网检索平台的高级检索示例

检索平台还提供了扩展词推荐、精确模糊匹配检索功能，可帮助用户获得与输入的检索词的扩展信息和控制检索文献的精确度。

提供对检索范围的限定，便于准确控制检索的目标结果。可以控制文献的以下条件：

（1）文献发表时间控制条件。

在检索中可以限定检索文献的出版时间，总库平台可限定文献发表时间范围到日。使用时，在发表时间后的下拉框中选择时间范围。

选择具体时间：可限定从具体的某个日期到某个日期的时间范围，检索这一时间范围内所发表的文献。若起始时间不填写，系统默认为从文献收录最早时间为起始时间；若截止时间不填写，系统默认检索到当前日期的文献。

（2）文献来源控制条件。

在检索中可限定文献的来源范围，例如文献的出版媒体、机构或提供单位等，可直接在检索框中输入出版媒体、机构的名称检索词，也可以点击检索框后的"文献来源列表"按钮，选择文献来源输入检索框中。

（3）文献支持基金控制条件。

在检索中可限定文献的支持基金，可直接在检索框中输入基金名称的检索词，也可以点击检索框后的"基金列表"按钮，选择支持基金输入检索框中。

（4）发文作者控制条件。

用户在检索中，可限定文献的作者和作者单位。

在下拉框中选择限定"作者"或"第一作者"，在后面的检索框中输入作者姓名，在作者单位检索框中输入作者单位名称，可以限定在某单位的作者发文中检索，可排除不同机构作者同名的情况。若要检索多个作者合著的文献，点击检索项前的"＋"号，添加另一个限定发文的作者。

需要注意的是，所有检索框在未输入检索词时默认为该检索项不进行限定，即如果所有检索框不填写时进行检索，将检出库中的全部文献。

3. 专业检索

专业检索用于图书情报专业人员查新、信息分析等工作，使用逻辑运算符和检索词构造检索式进行检索，见图5-11。

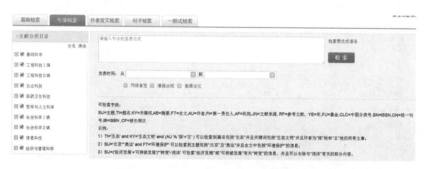

图5-11 文献检索平台的专业检索

跨库专业检索支持对以下检索项的检索：SU=主题，TI=题名，KY=关键词，AB=摘要，FT=全文，AU=作者，FI=第一责任人，AF=机构，JN=中文刊名＆英文刊名，RF=引文，YE=年，FU=基金，CLC=中图分类号，SN=ISSN，CN=统一刊号，IB=ISBN，CF=被引频次。

注意事项：

（1）所有符号和英文字母，都必须使用英文半角字符；

（2）"AND""OR""NOT"三种逻辑运算符的优先级相同；如要改变组合的顺序，需使用英文半角圆括号"()"将条件括起。

（3）逻辑关系符号（与（AND）、或（OR）、非（NOT），前后要空一个字节。

（4）使用"同句""同段""词频"时，需用一组西文单引号将多个检索词及其运算符括起，如：流体 ♯ 力学。

例1：要求检索钱伟长在清华大学或上海大学时发表的文章。检索式：AU＝钱伟长 and（AF＝清华大学 or AF＝上海大学）

例2：要求检索钱伟长在清华大学期间发表的题名或摘要中都包含"物理"的文章。检索式：AU＝钱伟长 and AF＝清华大学 and（TI＝物理 or AB＝物理）

4. 作者发文检索

作者检索时通过作者姓名、单位检索词等信息，查找作者发表的全部文献及被引下载等情况。通过作者知网节可以全方位了解作者主要研究领域，研究成果等情况，见图5-12。

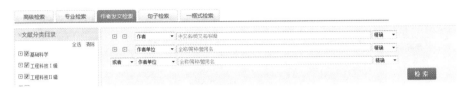

图 5-12　文献检索平台的作者发文检索

5. 句子检索

句子检索是通过用户输入的两个检索词，查找同时包含这两个词的句子。由于句子中包含了大量的事实信息，通过检索句子可以为用户提供有关事实的问题的答案，见图5-13。

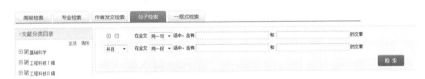

图 5-13　文献检索平台的句子检索

三、中国知网检索结果

中国学术网络出版总库检索结果页面将通过检索平台检索得到的检索结果，以列表形式展示出来。用户可以对检索结果进行分组分析和排序分析，进行反复的精确筛选得到最终的检索结果。同时对检索结果可进行部分文献或全部文献计量可视化分析、实现批量下载等功能。

提示：根据用户在文献来源、作者、内容检索项等输入的检索词及选择的模糊/精确匹配方式，系统自动在检索结果中将相应的文字进行标红处理，帮助用户更清晰地分析检索结果。

（一）检索结果分组

检索结果分组类型包括：学科类别、发表年度、研究层次、作者、机构、基金。点击检索结果列表上方的分组名称，即可看到该分组类型展开分组具体内容，见图5-14。

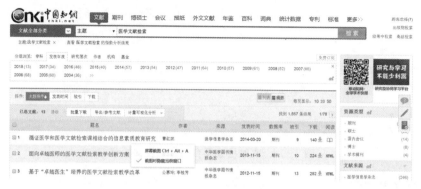

图 5-14　检索结果分组

（1）学科类别：学科分组按照 168 专题将近 4000 个学科类目进行分组，按照学科类别分组可以查看检索结果所属更细的学科专业，进一步筛选找到所关注的文献。

（2）发表年度：按照文献发表年度分组，帮助读者了解所关注主题每一年度发文的数量，掌握该主题研究成果随时间的变化趋势，进一步分析出所研究课题的未来研究热度走向。

（3.）研究层次：研究层次分为自然科学和社会科学两大类，每类下再分为理论研究、工程技术、政策指导等多种类型。用户可以通过分组查阅到相关的国家政策研究、工程技术应用研究、行业技术指导等，实现对整个学科领域全局的了解。

（4）作者：按文献作者分组可以帮助研究者找到学术专家、学术榜样，跟踪自己所关注作者的发文情况，同时发现未知的有潜力作者。

（5）机构：帮助读者找到有价值的研究机构，全面了解研究成果在全国的全局分布，跟踪重要机构的成果，也是选择文献的重要手段。

（6）基金：按基金分组可以了解国家对这一领域的科研投入情况如何，研究人员可以对口申请课题，国家科研管理人员也可以对某个基金支持科研的效果进行定量分析、评价和跟踪。

（二）检索结果排序

除了分组筛选，数据库还为检索结果提供了主题排序以及发表时间，被引频次，下载频次等评价性指标排序，见图 5-15。

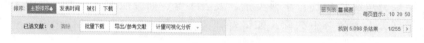

图 5-15　检索结果排序

（1）主题排序：综合检索词的发表时间、下载频次及被引频次等计量指标，利用知网特有算法得出数值，按照数值的高低变化进行排序，按照降序排列排在最前面的文章与检索词的关注度最高。

（2）发表时间：根据文献发表的时间先后排序。可以帮助读者按照文献发表时间进行筛选找到最新文献出版的文献，实现学术发展跟踪，进行文献的系统调研。

（3）下载频次：根据文献被下载频数进行排序。下载频次最多的文献往往是传播最广、最受欢迎、文献价值较高的文献。此外，通过下载频次排序帮助读者找到那些高质量但未被注意到的文献类型，比如学位论文等。

（4）被引频次：根据文献被引用次数进行排序。按"被引频次"排序帮助读者选出被学术同行引用较多的优秀文献以及优秀出版物。

（三）检索结果分析

可视化分析功能作为平台新增的一大亮点，是用户针对检索结果可从多维度分析已选的文献或者全部文献，从而深入了解检索结果文献之间的互引关系（页面中以球形状表示被引关系）、参考文献、引证文献、文献共被引分析、检索词文献分析、读者推荐分析、H指数分析、文献分布分析等。可视化分析包括指标分析、总体趋势分析、关系网络分析、分布分析、比较分析等，见图5-16。分析具体操作步骤及说明如下：

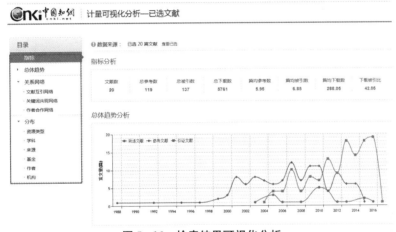

图 5-16　检索结果可视化分析

第一步：在检索框中输入一个检索词。

第二步：针对检索结果选择所需的分析，勾选前方选择框选择单篇文献，也可多篇文献批量选择，在检索结果上方计量可视化下拉框中选择"已选文献分析"，或直接在检索结果上方计量可视化分析下拉框选择"全部检索结果分析"。

第三步：进入可视化分析页面，从多维度了解检索主题的研究热度、预测发展趋势。

（四）检索结果导出

利用平台导出功能将检索结果以多种文献导出格式快速导出，包括CAJ-CD格式引文、CNKI-E-Study、Refwords、EndNote等十种格式，具体操作步骤如下：

第一步：在检索结果页面勾选要导出的文献。

第二步：在检索结果上边导航栏中选择"导出/参考文献"功能。

第三步：进入导出/参考文献页面后，选择导出文献的格式，包括CAJ-CD格式、查新（引文格式）、查新（自定义引文格式）、CNKI E-Study、CNKI桌面版个人数字图书馆、Refworks、EndNote、NoteExpress、NoteFirst等导出方式；选择文献导出的排序方式，可按发表时间、被引频次两种方式排序；然后选择导出标签即可将已选择的文献导出。

四、中国知网知识发现网络平台特点

（1）一框式检索：对输入短语经过一系列分析步骤，更好地预测读者的需求和意图，给出更准确的检索结果。

（2）智能提示：能智能建议检索词对应的检索项。

（3）在线预览：作为中国知网知识发现网络平台推出的一项新功能，该功能极大地满足用户需求，使用户由原来的"检索—下载—预览"三步走，变成"检索－预览"两步走，让用户第一时间预览到原文，节省了读者的宝贵时间，快捷方便。

（4）文献导出功能：能实现多次检索结果一次性导出，并生成检索报告。

（5）平面式分类导航：帮助用户快速找到数据来源。

（6）社交互动功能：用户可以把自己感兴趣的文献分享到新浪、人人网、开心网等各网站。

（7）推送功能：可以关注文献的引文频次更新、检索主题的更新、期刊的更新，E－mail、手机短信订阅更新提醒功能。

总之，中国知网知识发现网络平台兼顾不同层次用户群的需求，简化默认检索模式，使用户重点关注的内容更突出。

第三节　维普中文期刊服务平台

1989 年中国科技情报研究所重庆分所数据库研究中心成立，相继研发推出了"中文科技期刊篇名数据库""中文科技期刊数据库"。1995 年重庆维普（Very Important Paper，VIP）咨询有限公司成立，并成为"中文科技期刊数据库"产品运营机构。之后又先后研发了"中国科技经济新闻数据库""中国科学指标数据库""中文科技期刊评价报告""外文科技期刊数据库""中国基础教育信息服务平台""维普－Google 学术搜索平台""智立方""维普期刊资源整合服务平台""维普机构知识服务管理系统""文献共享平台""维普论文检系统"等系列产品。

一、维普中文期刊服务平台概述

中文期刊服务平台 7（http：//qikan.cqvip.com）是维普资讯最新推出的期刊资源型产品，它在中文科技期刊数据库的基础上，以数据质量和资源保障为产品核心，对数据进行整理、信息挖掘、情报分析和数据对象化，充分发挥数据价值。此版本的推出，完成了从"期刊文献库"到"期刊大数据平台"的升级。该平台的推出，也意味着维普资讯由传统的资源保障向全新的数据应用迈进。

截至 2017 年 3 月，中文期刊服务平台 7 收录了 1989 年迄今中国境内历年出版的中文期刊 14000 余种，其中现刊 9456 种，文献总量 5900 余万篇，其中核心期刊 1983 种。学科分类有医药卫生、农业科学、机械工程、自动化与计算机技术、化学工程、经济管理、政治法律、哲学宗教、文学艺术等 35 个学科大类，457 个学科小类。检索方式支持文献检索、期刊检索、主题检索、作者检索、机构检索、基金检索、学科检索、地区检索以及基于这 8 个维度的综合检索。数据由中心网站每日更新。

二、维普中文期刊服务平台检索方法

（一）检索规则

1. 主要字段

平台支持的检索字段有任意字段、题名或关键词、题名、关键词、文摘、作者、第一作者、机构、刊名、分类号、参考文献、作者简介、基金资助、栏目信息。

2. 支持布尔逻辑组配检索

平台高级检索途径提供向导式检索和检索式检索两种方式，可以运用 *（与）、＋（或）、－（非）逻辑组配关系，查找同时满足多个检索条件的文献。

3. 限定检索

（1）时间范围限定：使用下拉菜单选择时间限定，时间范围是 1989 年至今。

（2）期刊范围限定：可选全部期刊、核心期刊、EI（美国《工程索引》）来源期刊、CA（化学文摘）来源期刊、CSCD（中国科学引文数据库）来源期刊、CSSCI（中国社会科学引文数据库）来源期刊。

（3）学科范围限定：包括管理学、经济学、图书情报学等 45 个子学科，勾选复选框可进行多个学科的限定。

（二）检索途径

1. 基本检索

进入维普中文期刊服务平台，系统默认的检索途径为基本检索，用户在检索框直接输入检索条件进行检索，系统会自动将检索词与题名、刊名、关键词、作者名、机构名、基金名等字段的检索条件进行匹配，反馈相应检索结果（见图 5-17）。

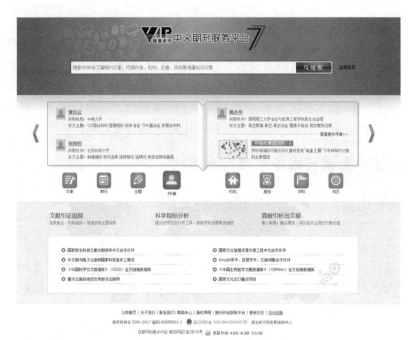

图 5-17　维普中文期刊服务平台的基本检索界面

当检索的数据过多、有些数据不符合用户需求时，可以使用二次检索，缩小检索范围，以提高查准率。二次检索可以对题名、作者、年代等进行限定，然后点击"在结果中检索"即可，"在结果中检索"相当于逻辑"与"的操作。

2. 高级检索

高级检索提供向导式检索和直接输入检索式检索两种方式，运用逻辑组配关系，方便用户查找多个检索条件限制下的文献。高级检索的向导式检索是直接输入式检索，可在检索框中直接输入检索词、逻辑运算符、字段标识等，一次性输入检索条件即可直接检索。

【检索示例】检索 2010—2016 年社会科学院发表的由国家社会科学基金支持的有关"雾霾治理"方面的文献。

①分析：该课题涉及的检索条件有机构：社会科学院；基金资助：国家社会科学基金；检索词：雾霾治理；时间限定：2010—2016 年。

②检索步骤：利用高级检索中的向导式检索，依次选择相应检索字段，输入相应内容，点击"检索"按钮即可（见图 5-18）。

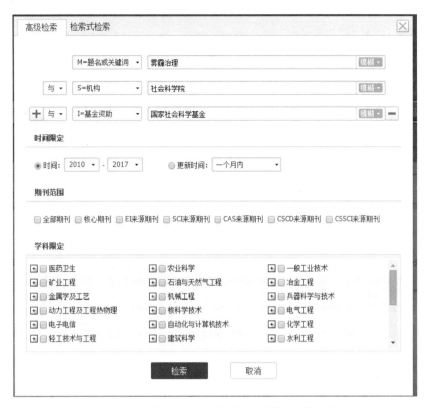

图 5-18 维普中文期刊服务平台高级检索示例

3. 检索式检索

运用检索式检索时，在检索框中直接输入字段标识和逻辑运算符来发起检索。如若系统显示未找到结果，则表示输入的检索式有错或者在该条件检索下无结果，返回检索界面重新输入正确检索表达式或切换到其他方式获得检索内容。检索规则说明：AND代表"并且"；OR 代表"或者"；NOT 代表"不包含"；注意逻辑运算符必须大写，运算符两边需空一格。

【检索示例】检索在《计算机应用与软件》期刊上发表的有关编程语言的文献，只要 C++语言或者 Basic 语言的，不要 Visual 语言的文献。

分析：该课题涉及的检索途径为：刊名《计算机应用与软件》；检索词为：C++、Basic、Visual，但是需要用到排除关系，用布尔逻辑符 NOT 连接；本数据库中需要用到的字段标识符为：J=刊名、U=任意字段。

检索步骤：运用布尔逻辑运算符直接构建检索式，检索式构建为"J=计算机应用与软件 AND（U=C++ OR U=Basic）NOT M=Visual"，只需要在检索框中输入检索式"J=计算机应用与软件 AND（U=C++ OR U=Basic）NOT M=Visual"，点击"检索"按钮即可（见图 5-19）。

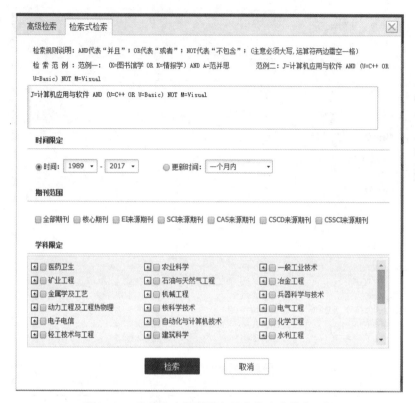

图 5-19　维普中文期刊服务平台检索式检索示例

4. 期刊导航

维普中文期刊服务平台期刊导航分为检索和浏览两种方式。检索方式下可以通过选择检索字段"刊名"，在检索框中输入需要查找的期刊名称来检索，在检索结果界面的"期刊"处按期次查看该刊收录的文献，可实现刊内文献检索、题录文摘及全文的下载，还可以查看期刊分析报告及期刊简介等信息。浏览方式下在维普中文期刊服务平台首页点击"期刊"，选择"查看期刊导航"，可按核心期刊导航、国内外数据库收录导航、地区导航、主题导航、学科分类导航对期刊进行浏览检索（见图 5-20）。

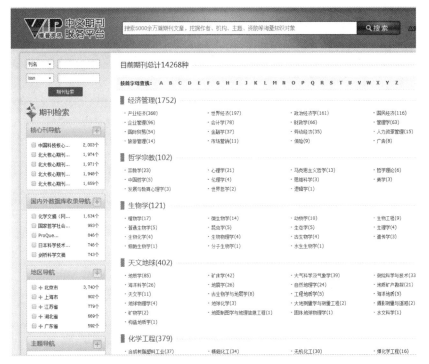

图 5-20　维普中文期刊服务平台期刊导航

5. 学科导航

维普中文期刊服务平台学科导航可以从学科和学科主题两个途径实现文献聚类浏览。学科导航提供"领域总图谱"，通过图谱可直观了解学术论文的学科分布，同时可从引用角度了解论文直接的学科交叉。学科主题导航提供"领域高频主题共现知识图谱"，可从主题角度直观了解研究领域的结构、热点和趋势。

6. 地区导航

维普中文期刊服务平台地区导航可通过地区标签或者屏幕梯度直接定位的方式查看所选地区对应的期刊文献信息。

三、维普中文期刊服务平台检索结果

维普中文期刊服务平台检索结果以列表形式显示，提供基于检索结果的发文被引分析、分面聚类筛选、多种排序方式等检索优化服务，方便用户快速找到目标期刊文献（见图 5-21）。检索结果列表可实现以下功能：

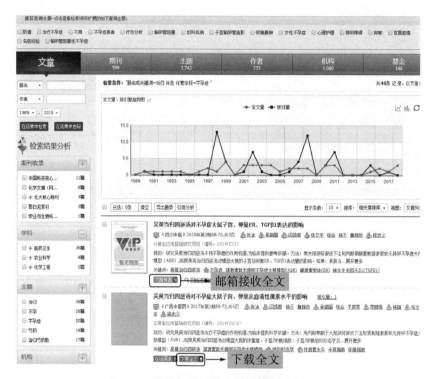

图 5-21　维普中文期刊服务平台检索结果

（1）查询主题扩展。

在检索结果显示上方对检索关键词进行联想式主题扩展，按需勾选主题再次检索。

（2）查询对象切换。

系统提供"文章""期刊""主题""作者""机构""基金"对象切换，点击不同的对象模块按需查看相应结果。

（3）结果二次检索。

系统提供基于本次检索结果下的二次检索功能，选择检索类型并输入检索词后，点击"在结果中检索"，实现按需缩小或扩大检索范围，精炼检索结果。

（4）检索结果聚类。

系统提供基于检索结果的期刊范围、所属学科、相关主题、相关机构、发文作者等分面聚类功能，用户可以通过左聚类面板浏览并勾选目标分类，然后在聚类工具中查看并确定所选分类，点击"执行"后即可筛选出需要的文献资料，达到自由组配查看资源的目的。

（5）发文被引统计。

系统支持对任意检索结果进行发文量、被引量年代分布统计，通过图表的形式给予展示，切换图表类型或者将图表保存至本地。

（6）文献题录导出。

系统支持文献题录信息的导出功能，支持的导出格式有 TEXT、XML、NoteExpress、Refworks、EndNote。勾选目标文献，点击"导出"按钮后选择适当的导出格式实现此功能。

（7）参考文献查看。

系统支持单篇或多篇文献的参考文献查看，在文献列表页中勾选目标文献，选择"导出题录"功能，点击"参考文献"按钮后，即可查看到勾选文献的引用文献，支持引用论文查看，但引用图书则无法查看。

（8）引证文献和引用追踪分析。

系统支持单篇或多篇文献的引证文献查看，在文献列表页勾选目标文献，点击"引用分析"按钮后，点击"引证文献""引用追踪"，实现相应信息浏览。

（10）检索结果排序。

系统提供相关度排序、被引量排序和时效性排序等多种排序方式，从不同侧重点对检索结果进行梳理。

（11）查看视图切换。

系统支持文摘列表、标题列表、详细列表三种文献查看方式，按需进行视图切换。

（12）首页信息预览。

在文摘列表视图下将鼠标放置在目标文献的缩略图上，系统便会自动放大该区域图片，以实现文献的详情预览。

（13）文献细览查看。

通过点击文献题名进入文献细览页，查看该文献的详细信息和知识节点链接。

（14）全文保障服务。

提供在线阅读、全文下载、原文传递、OA全文链接等多途径的全文服务模式。

四、维普中文期刊服务平台功能特点

（1）支持智能检索：：平台支持智能检索，联想式信息检索模式大大提高用户的检索效率。

（2）聚类组配方式灵活：：在任意检索条件下对检索结果进行再次组配，方便用户进行二次检索。

（3）可开展引文追踪分析：方便用户深入追踪研究课题的来龙去脉，开展课题的深入研究。

（4）可开展文献计量分析：通过对检索结果的计量分析，方便用户快速掌握相关领域内的前沿学术研究成果。

（5）可开展对象数据对比：平台提供两两对象之间的知识脉络关联及延伸，实现对象数据对比。

（6）提供全文保障服务：平台提供文献传递服务，通过全方位的资源获取渠道方便用户及时获取全文文献。

第四节　万方数据知识服务平台

一、万方数据知识服务平台概述

万方数据知识服务平台整合数亿条优质知识资源，资源类型有期刊、学位、会议、科技报告、专刊、标准、科技成果、法规、地方志、视频等十余种，覆盖自然科学、工程技术、医药卫生、农业科学、哲学政法、社科科学、科教文艺等全学科领域。

（一）全文数据库

1．中国学术期刊数据库（CSPD）

中国学术期刊数据库（China Science Periodical Database，CSPD）是万方数据知识服务平台的重要组成部分，收录自 1998 年以来国内出版的各类期刊 7600 余种，囊括多种科技、人文和社会科学期刊的全文内容。其中核心期刊约 3000 种，论文总数量达 2900 万余篇（截至 2014 年 10 月）。每年增加约 300 万余篇，每周两次更新。内容包括论文标题、论文作者、来源刊名、论文的年卷期、中图分类法的分类号、关键字、所属基金项目、数据库名、摘要等信息，并提供全文下载。提供学科分类导航、地区分类导航、首字母导航。

2．中国学位论文全文数据库（CDDB）

中国学位论文全文数据库（China Dissertation Database，CDDB）精选全国重点学位授予单位的硕士、博士学位论文以及博士后报告。收录自 1980 年以来的学位论文，内容涵盖理学、工业技术、人文科学、社会科学、医药卫生、农业科学、交通运输、航空航天和环境科学等各学科领域，总量达 300 余万篇（截至 2014 年 10 月），是我国收录数量最多的学位论文全文数据库。每年增加约 30 万篇，提供学科专业目录和学校所在地导航。

3．中国学术会议文献数据库（CCPD）

中国学术会议文献数据库（China Conference Paper Database，CCPD）由中文全文数据库和西文全文数据库两部分构成，收录自 1983 年至今在中国境内召开的会议论文，主要以国家级学会、协会、研究会组织、部委、高校召开的全国性学术会议论文为主，内容涵盖人文社会、自然、农林、医药、工程技术等各学科领域，论文总量累计达 260 余万篇（截至 2014 年 10 月），是目前国内收集学科最全、数量最多的会议论文数据库，是了解国内学术动态必不可少的帮手。每年涉及近 3000 个重要的学术会议。每年增加约 20 万篇全文，每月更新。"中文版"所收会议论文内容是中文；"英文版"主要收录在中国召开的国际会议论文，内容多为英文。提供学术会议分类、会议主办单位分类导航，资源标引采用受控语言进行主题标引，以《汉语主题词表》为叙词表，按照《中图法》分类。

4. 外文文献数据库（NSTL）

万方数据与NSTL（National Science and Technology Library，国家科技图书文献中心）合作，将NSTL的外文期刊及外文会议论文文献数据库资源与万方数据现有资源结合，在知识服务平台上提供统一检索及全文传递服务。收录内容包括外文期刊论文及外文会议论文。外文期刊论文学科范围涉及工程技术和自然科学各专业领域，并兼顾社会科学和人文科学。收录1995年以来世界各国出版的20000余种重要学术期刊，超过1960万条记录，部分文献有少量回溯。学科范围涉及工程技术和自然科学各专业领域，并兼顾社会科学和人文科学，每年增加论文约百万余篇，每月更新。外文会议论文收录1985年以来世界各主要学术协会、出版机构出版的学术会议论文，收录约30000册论文集，520余万篇论文，学科范围涉及工程技术和自然科学各专业领域，部分文献有少量回溯。每年增加论文约20余万篇，每月更新。

5. 中外专利数据库（WFPD）

中外专利数据库（Wanfang Patent Database，WFPD）包括中国专利文献、国外与国际组织专利两部分，收录国内外的发明、实用新型及外观设计等，内容涉及自然科学各个学科领域，是科技机构、大中型企业、科研院所、大专院校和个人在专利信息咨询、专利申请、科学研究、技术开发以及科技教育培训中不可多得的信息资源。收录内容包括11国2组织专利数据。11国包括：中国、美国、澳大利亚、加拿大、瑞士、德国、法国、英国、日本、韩国、俄罗斯。2组织即世界专利组织和欧洲专利局。全文资源收录自1985年以来的4440余万项专利（截至2014年10月），每年增加约25万条，中国专利每两周更新一次，国外专利每季度更新一次，提供IPC国际专利分类导航。

6. 中外标准数据库（WFSD）

中外标准数据库（Wanfang Standards Database，WFSD）包括标准文摘数据库和标准全文数据库，目前已成为广大企业及科技工作者从事生产经营、科研工作不可或缺的宝贵信息资源。收录标准题录及全文37万余条（截至2014年10月），包括中国国家标准、建设标准、建材标准、行业标准及国际标准、国际电工标准、欧洲标准以及美、英、德、法国国家标准和日本工业标准等各类标准题录。

7. 中国地方志数据库（CLGD）

中国地方志数据库（China Local GazetteersDatabase，CLGD）是万方数据知识服务平台特有的专业数据库，包括新方志和旧方志数据库。新方志数据库始建于2006年，全面整合新中国成立以来的地方志文献及全国各地区各行业企业信息，已形成较完备的产品体系；旧方志是在新方志数据库基础上，于2014年开始系统集成我国建国之前的方志文献，使得方志资源年代回溯更加久远，资源价值更为珍贵。中国地方志数据库成为国内时间跨度大、涵盖范围广、资料全面、可多角度检索的专业数据库，为各地图书馆、地方志办公室和方志馆、政府信息中心、国外信息收集机构提供数字地情资料，是地方文化建设的重要载体。所收录方志类型包括综合志、部门志、地名志、企业志、学科志、特殊志及地情书等。新方志数据库收录1949年新中国成立以来的方志书籍，总计近 40000 册（截至 2014 年 10 月），每季度更新。旧方志数据库收录 0000—1949 年的方志文献，预计将收录 50000 册。提供地区分类、专辑分类导航。

8. 中国法律法规数据库（CLRD）

中国法律法规数据库（China Laws & Regulations Database，CLRD）主要由国家信息中心提供，信息来源权威、专业，包括 13 个基本数据库，内容涵盖国家法律法规、行政法规、地方法规、国际条约及惯例、司法解释、合同范本、案例分析等，涉及社会各个领域。该库数据格式采用国际通用的 HTML 格式。关注社会发展热点，更具实用价值，对把握国家政策有着不可替代的参考价值，被认为是国内最权威、全面、实用的法律法规数据库。收录自 1949 年新中国成立以来全国人民代表大会及其常委会、国务院及其办公厅、国务院各部委、最高人民法院和最高人民检察院以及其他机关单位所发布的国家法律、行政法规、部门规章、司法解释以及其他规范性文件，共计 67 万余条（截至 2014 年 10 月）。

9. 中国特种图书数据库（CSBD）

中国特种图书数据库（China Special Books Database，CSBD）是万方数据知识服务平台的特色数据库，主要包括专业书、工具书等，来源于各专业出版社、组织等专业机构，内容覆盖社会各个领域，特色鲜明。收录特种图书 1 万余册（截至 2014 年 10 月），按编撰/出版单位分类、出版年份来提供导航和聚类。

（二）文摘数据库

1. 中国科技成果数据库（CSTAD）

中国科技成果数据库（China Scientific & Technological Achievements Database，CSTAD）作为新技术、新成果的必查新数据库，其数据的准确性、翔实性已使其成为国内最具权威性的技术成果数据库。该数据库不仅可以用于成果查新和技术转让，还可以为技术咨询、服务提供信息源，为技术改造、新产品开发以及革新工艺提供重要依据。数据主要来源于历年各省、市、部委鉴定后上报国家科技部的科技成果及星火科技成果。收录 1978 年以来国内的科技成果及国家级科技计划奖励、计划、鉴定项目，范围有新技术、新产品、新工艺、新材料、新设计等，涉及自然科学的各个学科领域，共计 82 万余条数据（截至 2014 年 10 月），每月更新。提供行业分类、学科分类、地区分类导航。

2. 科技文献分析（WFKS_TLA）

科技文献子系统由 40 个典型主题数据库组成，主题的选取主要来源于国家中长期科学和技术发展规划纲要——重点领域及其优先主题，侧重社会关注高的社会焦点、热点问题，兼容国家和社会的重大需求，有未来或当前重要的应用目标。

网址：http://librarian.wanfangdata.com.cn/ScientificLiterature。

（三）事实型数据库

1. 中国机构数据库（CIDB）

中国机构数据库（China Institution Database，CIDB）是以 1988 年的"中国企业、公司及产品数据库"（CECDB）为基础扩展的数据库系统，该系统由"中国企业、公司及产品数据库""中国科研机构数据库""中国科技信息机构数据库""中国中高等教育机构数据库"四个数据库组成，全面收录了企业的联系信息，包括行政区代号、地址、电话、传真、电子邮件、网址等，对机构进行全方位的立体描述，是国内外了解中国市场的一条捷径，也是查找我国单位的发展现状及成就的重要信息资源。中国机构数据库为信息分析人员及时提供全面准确的最新信息、知识、情报，以便于评估机构的研发能力，把握行业结构。

2. 中国科技专家库（CESD）

中国科技专家库（China Experts & Scholar Database，CESD）主要收录国内自然科学技术、工程技术、农业、医药卫生、人文社会科学领域的专家名人信息，主要介绍各专家的基本信息、受教育情况及其在相关研究领域内的研究内容及其所获得的荣誉，为国内外相关研究人员提供检索服务，有助于用户掌握相关研究领域的前沿信息。收录两院院士、高校博导、高产作者及其他科技专家信息 12000 余条。主要字段内容包括姓名、性别、工作单位、工作职务、教育背景、专业领域与研究方向、国内外学术或专业团体任职情况、专家荣誉等。

二、万方数据知识服务平台检索方法

用户可在万方数据知识服务平台中进行一框式检索、高级检索、跨库检索，也可以在检索结果中进行二次检索，同时还可以实现分类检索。

（一）一框式检索

登录万方数据知识服务平台首页，页面上的检索框即为一框式检索，既可以对数据库中所有文献类型进行跨库检索，也可以选择某种文献类型进行单库检索，也称为快速检索或简单检索。

一框式检索为万方数据知识服务平台默认检索方式，具备智能推荐功能。系统默认在期刊、学位、会议学术论文中直接跨库检索，可以选择题名、关键词、摘要、作者、作者单位等检索途径进行检索。用户还可以根据需求选择单库检索，选择数据库后，在检索词输入框中输入检索词，点击检索按钮即可完成检索（见图 5-22）。

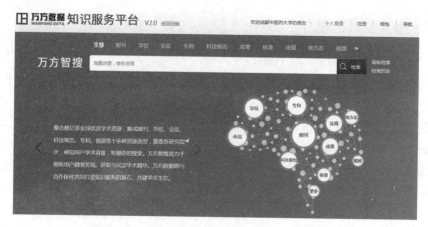

图 5-22　万方数据知识服务平台检索演示界面

【检索示例】检索预防肺气肿疾病的相关文献。

①分析：该课题涉及的检索词有：肺气肿、预防。

②检索步骤：在快速检索框中输入"肺气肿　预防"，"肺气肿"和"预防"中间留空格，表示执行逻辑"与"（and）运算，点击检索。

系统默认为跨库检索，检索结果为万方所收录的所有相关文献。快速检索后可根据需要进行二次检索，在检索结果页面可以增加或调整检索条件，包括对检索的标题、作者、关键词、年代范围等进行限定检索，缩小检索范围。

（二）跨库检索

点击简单检索框后的图标，选择"跨库检索"，进入高级检索和专业检索页面。跨库检索包括高级检索、专业检索两种检索途径，提供期刊论文、学位论文、会议论文、中外专利、科技成果、图书、中外标准、法律法规、机构、专家、新方志等数据库的跨库检索，根据检索需求选择检索字段、精确或模糊、布尔检索组配表达式，并在当前页展示检索结果。

该系统特点为提供"推荐词检索"和"检索历史"功能。"推荐检索词"功能可实现输入一段与检索课题相关的文本（如科学技术要点、立项报告要点），由系统给用户推荐检索词；"检索历史"功能实现对用户检索记录的保存（见图 5-23）

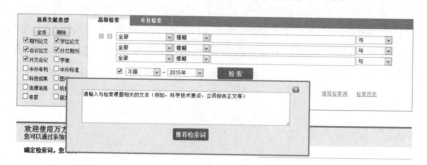

图 5-23　万方数据知识服务平台检索跨库检索演示界面

（三）高级检索

高级检索是跨库检索功能的一部分，选择不同的文献类型，系统的检索途径下拉菜单会相应变化，如"文献类型"仅选择期刊论文，检索途径将会显示主题、题名或关键词、创作者、期刊刊名等检索途径；若"文献类型"仅选择学位论文，检索途径除会显示主题、题名或关键词、创作者等信息外，还会显示学位、专业、导师等学位相关信息；如文献类型为系统默认多个库的文献类型，学术论文的高级检索则提供主题、题名或关键词、题名、创作者、作者单位、期刊刊名、学位专业、学位、导师、会议名称、主办单位等若干个检索项。

（四）专业检索

专业检索通过在检索框中输入检索式实现更强大的检索功能，检索式需由系统提供的检索语法进行编制，支持布尔逻辑运算，运算符号分别用 ＊（与）、＋（或）、－（非）来进行表达。在检索表达式输入框右方，有"可检索字段""推荐检索词"和"检索历史"等指引功能。

三、万方数据知识服务平台检索结果

当检索命中记录时，便显示检索结果。一框式检索与跨库检索结果显示略有不同，现以学术论文一框式检索结果为例进行说明（见图5-24）。万方数据知识服务平台检索出来的文献检索结果以列表、文摘详情形式展示；检索结果还根据学科分类、论文类型、年份进行聚类。对所检索的文献进行智能推荐，如相关学者、相关检索词等。

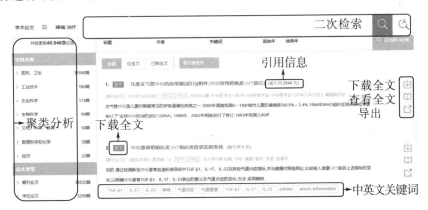

图5-24 万方数据知识服务平台检索结果演示界面

（一）关联信息

检索结果界面有许多关联信息，界面顶端显示本次检索结果的总文献量，左侧则显示检出文献的学科分布情况、来源情况、年度分布情况以及所属期刊分布情况。右侧为二次检索区，提供标题、作者、关键词、起始年—结束年限定检索。检索结果界面还提供全部文献、全文文献或已购文献筛选功能，以及优先排序功能。优先排序包括相关度优先、新论文优先、经典论文优先、仅相关度、仅出版时间、仅被引次数。相关度优先是指与检索词最相关的文献优先排在最前面；最新论文优先指的是发表时间最近的文献优先排在前面；经典论文优先是指被引用次数比较多，或者文章发表在档次比较高的杂志上的、有价值的文献排在前面。

（二）题录信息

学术论文检索结果的题录信息包括文献标题。若该文献被引用，则还显示被引用次数，该文献来源库、来源刊，以及来源刊的被收录情况，期刊的年份期数、作者、摘要、关键词。如 ISTIC、PKU 表明该文献被中信所《中国科技期刊收证报告》和北京大学《中文核心期刊要目总览》收录。点击文献标题进入该文献题录信息详细界面。

（三）结果处理

对检出的文献可进行查看全文、下载全文、导出、引用通知、分享五种方式的处理。点击"全文"或下载图标可对检出的文献进行下载；查看全文即在线浏览检出文献；导出功能可将检出文献的题录信息以参考文献格式、四种不同的文献管理软件格式（NoteExpress、RefWorks、NoteFirst、EndNote）、自定义格式、查新格式七种不同格式导出，为查检者针对检出文献的不同使用要求提供了方便；引用通知是一种新型的信息推送服务，当用户所订阅的论文被其他论文引用时，用户将得到即时通知。点击分享图标可以将文献分享在新浪微博、腾讯微博、人人网等社交平台上，扩大文献的影响力。

四、万方数据知识服务平台其他服务

在万方数据知识服务平台首页检索框上方，点击"服务"功能，即可看到"增值服务""工具类服务""编辑部专业服务""作者专用服务""舆情专栏"等服务。在万方数据知识服务平台检索功能区域下方是服务功能区域，主要有"万方检测""万方分析""万方学术圈""科慧""万方选题"等服务。

（一）万方学术圈

万方学术圈是万方数据为学者们搭建的一个互动交流的平台，是学术领域里的SNS，实现了人与知识精彩互动。通过点击平台首页检索框下方的"服务"功能，选择"增值服务"栏中的"万方学术圈"，即可在学术圈展示用户个人学术成果、与其他学者互动交流、发表学术观点、关注论文被引用情况等。据统计，目前已有近 4 万名学者加入万方学术圈。

（二）知识脉络分析

知识脉络分析是以万方数据库中上千万条数据为基础，以主题词为核心，统计分析知识点和知识点的共现关系，以及多个知识点的对比分析，使用可视化的方式向用户展示知识点发展趋势和共现研究时序变化的一种服务。通过点击平台首页检索框上方的"服务"功能，选择万方分析，即可体现知识点在不同时间的关注度，显示知识点随时间变化的演化关系，发现知识点之间交叉、融合的演变关系及新的研究方向、趋势和热点。

（三）论文相似性检测

万方数据论文相似性检测系统基于海量学术文献资源和先进的检测技术，对用户送检的学术成果进行相似性检测，并提供客观翔实的检测报告及其他信息咨询服务。通过点击平台首页检索框下方的"服务"功能，选择"工具类服务"栏中"论文相似性检测"，即可为学位授予单位对论文审查、质量评估提供强有力的技术支持，并能对已经发生学术作假行为的文献进行跟踪处理，避免学术造假行为带来的严重后果和恶劣影响。

（四）万方选题

"万方选题"服务通过创建数据挖掘算法模型，运用主题词表扩展检索、停用词、同义词深度处理技术，分析海量学术资源信息，提供检索领域的文献精读推荐服务，包括高关注论文、新发表论文、综述性论文和优秀学位论文。除此之外，还有选题发现和定题测评服务。

五、万方数据知识服务平台资源特点

（一）资源种类齐全

万方数据知识服务平台的资源类型包括中外学术期刊论文、学位论文、学术会议论文、标准、专利、科技成果、特种图书、新方志、法律法规、机构、专家等各类信息资源，应用领域广泛。

（二）资源服务多元化

万方数据知识服务平台提供检索、多维知识浏览等多种人性化的信息揭示方式及知识脉络、论文相似性检测、引用通知等服务。

（三）独家拥有中华医学会资源

万方数据独家拥有中华医学会医学期刊的数字出版权，并为生物医学信息专设万方医学网。

六、万方医学网

万方医学网是万方数据股份有限公司联合中华医学会、中国医师协会等机构推出的医学文献与知识服务平台。

（一）收录范围

万方医学网（http://med.wanfangdata.com.cn/）是万方数据股份有限公司联合国内医学权威机构推出的医学信息整合服务平台。万方医学网独家收录中华医学会、中国医师协会等权威机构主办的 220 余种中外文医学期刊，拥有 1000 余种中文生物医学期刊、4100 余种外文医学期刊、930 余部医学视频等高品质医学资源。为方便检索，在万方医学网中专门列出"中华医学会专区""中国医师协会专区""中医药系统""视频数据库""临床诊疗知识库"等资源。

（二）资源检索

1．快速检索

进入万方医学网首页或论文检索，可见到快速检索区，该区默认在中外文期刊论文、学位论文与会议论文中进行检索，也可切换至期刊、关键词、作者、机构、基金等检索字段（见图 5-25）。

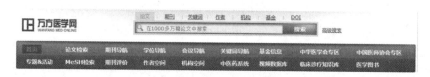

图 5-25　万方医学网首页

2．跨库检索

在万方医学网首页快速检索框后有"高级检索"功能，点击后即进入跨库检索，可同时在中国生物医学期刊论文、中国生物医学学位论文、中国生物医学会议论文、NSTL 外文生物医学论文等子库中进行检索，也可以选择其中的任意库进行检索，并可以进行科室限定与分类限定（见图 5-26）。

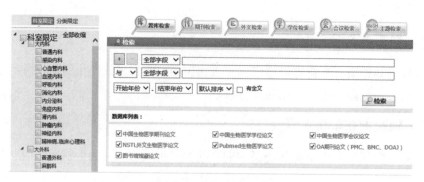

图 5-26　万方医学网"跨库检索"

3．期刊检索

万方医学网期刊检索的特点是具有丰富的"文献类型限定"，将医学文献类型分为评论类、论著类、简报类、病例报告类、综述和讲座类、会议纪要类、消息动态类，每个类下面还有子类，方便查检者找到具体类型的期刊文献。另外，还可以进行国际核心期刊、国内核心期刊、独家期刊、科室、分类等限定（见图 5-27）。

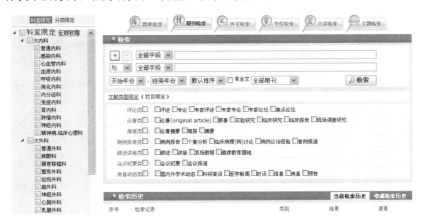

图 5-27　万方医学网"期刊检索"

4. 外文检索

外文数据来源于国家科技图书文献中心（NSTL）的生物医学类外文期刊文献，检索结果能进行刊名聚类、时间聚类分析，并对期刊收录情况进行标注，如 SCI、SCI-E、EI 等。

5. 学位检索

将学位分为硕士、博士、博士后，检索字段有标题、关键词、作者、专业、导师、授予学位、毕业院校、毕业时间、中图分类号、摘要等。

6. 会议检索

对医学会议论文进行检索，提供的检索字段除标题、关键词、作者、中图分类号、摘要等字段外，还有与会议及会议论文集有关的字段，如会议名称、会议时间、会议地点、主办单位、母体文献、出版地、出版单位、出版时间等。

7. MeSH 主题

检索万方医学网依据《医学主题词表》MeSH 推出了 MeSH 主题检索功能，在首页导航条上也专门列出了"MeSH 检索"导航，提供"主题词导航"，和"主题词列表"指引，主题词检索避免了用词不规范、同义词等问题。例如，在检索框中输入"艾滋病"（图 5-28）以后，点击"主题词检索"即可检索到"艾滋病"的相关正式主题词"HIV 抗体"（HIV Antibodies）、"HIV 抗原"（HIV Antigens）等。

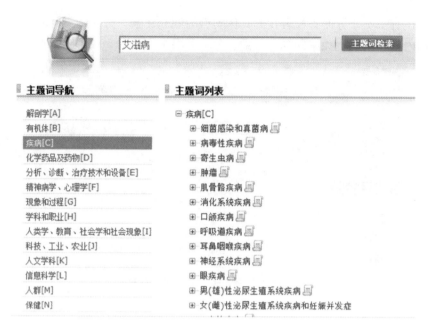

图 5-28　万方医学网"主题检索"

（三）其他功能

（1）作者空间：进入"作者空间"，能检索到同名作者不同机构的发文情况，根据机构不同列出其发文情况，查检者根据不同的机构选择相应的作者，并可查看其发文情况及科研合作关系。

（2）机构空间：进入"机构空间"，输入某机构名称进行检索，即可查看该机构的相关信息，与该机构具有科研合作的机构以及可视化的科研合作关系图。

（3）期刊评价：万方医学网对中文医药期刊与 OA 医药期刊根据年限、学科、地区等基本属性，选择不同的期刊评价指标对期刊进行评价。评价指标包括篇均引文数、总被引频次、影响因子、h 指数、Web 下载率等。其中中文医药期刊评价在结果界面还可根据需要调整参数权重。

（4）基金信息：主要提供包括 973 项目基金、863 项目基金、自然科学基金项目、社会科学项目基金和其他基金项目等基金相关论文成果查询服务。

（5）关键词导航：根据《国家基本药物目录（基层医疗卫生机构配备使用部分）》化学药品和生物制品、中成药两个部分，以及动物类中草药、植物类中草药，Mesh 主题词的疾病、分析诊断、治疗技术及设备、有机体、解剖、化学药和药物、精神病学和心理学、生物科学等概念词进行分类导航。同时还分析了国际研究新热点、各学科高频词，并对相关的关键词进行分类导航。

第五节　中文资源整合检索服务平台

一、百链——资源检索服务平台

（一）百链平台简介

百链是超星公司继"读秀"中文学术搜索工具之后推出的一款检索平台，针对图书馆各类数据库资源分散，读者需求日益增多问题，预先对所需内容进行收录索引，实现学术资源的一站式资源获取，本馆与其他馆互联互通、共建共享。百链最早实现基于元数据的应用模式，在行业中成长最快，全国已建立联合分中心 70 个，应用的图书馆超过 900 多家。百链是资源补缺型服务产品，通过百链检索，可以一次性检索到全国图书馆所购买的 368 个商业数据库的全部资源。搜索引擎实现了文章题名、主题、作者、刊种、文摘进行分析型检索，使用户能够快捷地获得深入、合适的检索结果，并且通过先进的知识组织体系和语义检索获取信息，该系统为用户提供统一的检索界面和统一的检索语言，使用户能对本地和异地各种资源系统同时检索（见图 5-29）。

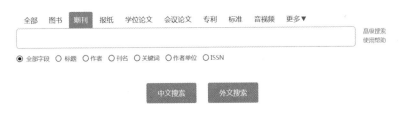

图 5-29　百链资源文献服务平台

利用百链不仅可以获取到图书馆所有的文献资料，包括纸本和电子资源，例如中外文图书、期刊、论文、标准、专利和报纸等，还可以通过文献传递方式获取到图书馆中没有的文献资料，百链共享与文献传递系统实现与 OPAC 系统、电子书系统、中文期刊、外文期刊、外文数据库系统集成。读者以馆际互借或文献传递的方式通过所在区域内图书馆或百链在全国的加盟馆完成获取多个馆之间的协作和共享丰富的文献收藏。

（二）百链平台检索方法

百链平台默认对各种资源元数据联合仓库实行跨库检索，检索内容包括简单检索、高级检索、二次检索、原文/文摘获取、相关文献检索等多种类别，对用户提供个性化的检索服务。统一搜索引擎系统是图书馆门户的核心组件之一，与其他应用系统（如资源调度、文献传递等）集成一整套的文献检索、获取系统，见图 5-30。

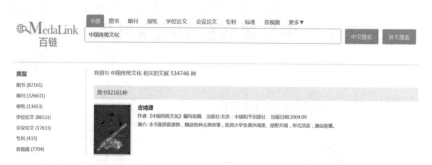

图 5-30　百链统一资源文献检索平台检索界面

（三）百链平台特点

（1）从馆藏部分内容到全部内容。

百链预先索引国内外出版的各种学术元数据，实现了读者同时获取来自不同国家和数据库的文章资源，也让获取资源范围从本馆馆藏扩展到了全部出版文献。

（2）从分散的多个数据库到统一调度。

百链帮助图书馆实现资源的整合与利用，百链将图书馆购买的各种数据库和开放资源进行准确链接，特别是图书馆各种特色数据库的整合，使得每个数据库不再是信息孤岛。

（3）从本馆服务到多馆联合服务。

百链实现全国多个图书馆资源的联合获取，文献获取途径向导，互联互通，共同协作，共享服务。

（4）从提供资源到提供服务。

百链通过对图书馆资源、应用系统、人员的整合，帮助图书馆从为读者提供资源转变为服务提供，满足读者个性化需求。

（5）从本地资源建设到云计算存取。

百链基于云计算技术，联合国内外图书馆及读者，为每个加入百链的用户提供相互协助及交流存储的空间。

二、超星发现系统

（一）超星发现简介

超星发现以近十亿海量元数据为基础，利用数据仓储、资源整合、知识挖掘、数据分析、文献计量学模型等相关技术，较好地解决了复杂异构数据库群的集成整合、完成高效、精准、统一的学术资源搜索，进而通过分面聚类、引文分析、知识关联分析等实现高价值学术文献发现、纵横结合的深度知识挖掘、可视化的全方位知识关联。平台页面见图 5-31。

图 5-31　超星发现检索平台页面

超星发现系统除具有一般搜索引擎的信息检索功能外，还提供深达知识内在关系的强大知识挖掘和情报分析功能，大大增加了平台的检索字段。平台具备大到默认支持全库数据集范围的空检索，细到可以通过勾选获取专指主题的分面组合检索，对任何特定年代，或特定领域，或特定人及机构的学术成果态势进行大尺度、多维度的对比性分析和研究能力。超星发现系统是学者准确且专业地进行学术探索和激发创新灵感的研究工具。

（二）超星发现检索方法

超星发现的检索方法包括了基本检索、高级检索和专业检索，以下介绍前两种方法。

1. 基本检索

基本检索就是在系统主页的基本检索界面的检索框中直接输入需要查找的主题词，点击检索按钮。

2. 高级检索

在系统主页点击检索框后面的"高级检索"按钮，即进入高级搜索页面，通过高级检索更精准地定位到所需文献，见图 5-32。

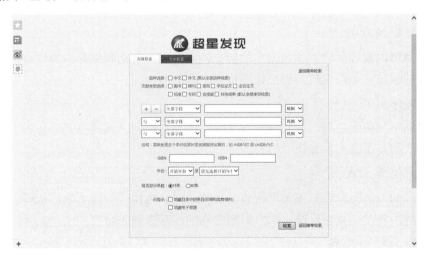

图 5-32　超星发现高级检索页面

（三）超星发现检索结果

超星发现可以在检索结果页浏览与所查找的关键词相关数据，使用多维度分面、高级检索、专业检索、可视化、智能期刊导航、趋势展示等系统功能进一步分析数据，见图5−33。

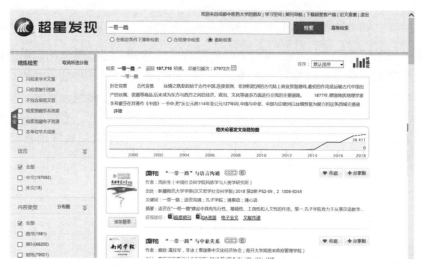

图5−33　超星发现平台检索页面

（四）超星发现核心功能

1. 多维分面聚类

搜索结果按各类文献的时间维度、文献类型维度、主题维度、学科维度、作者维度、机构维度、权威工具收录维度等进行任意维度的聚类。

2. 智能辅助检索

系统借助内置规范知识库与用户的历史检索习惯，自动判别并切换到与用户近期行为最贴切的领域，帮助用户实时把握所检索主题的内涵。

3. 立体引文分析

实现图书与图书之间、期刊与期刊之间、图书与期刊之间以及其他各类文献之间的相互参考、相互引证关系分析。

4. 考镜学术源流

通过单向或双向线性知识关联构成的链状、网状结构，形成主题、学科、作者、机构、地区等关联图，从而反映出学术思想之间的相互影响和源流。

5. 展示知识关联

平台集知识挖掘、知识关联分析与可视化技术于一体，能够以表格、图形等方式将数据及分析结果直观展示出来。

6. 揭示学术趋势

揭示出任一主题学术研究的时序变化趋势图，在大时间尺度和全面数据分析的高度洞察该领域研究的起点、成长、起伏与兴衰，从整体把握事物发展的完整过程和走向。

三、移动图书馆

20 世纪末，随着无线通信网络和移动接入技术的逐渐成熟，用户能通过手持移动设备（PAD、手机等）随时随地访问或者接受图书馆资源和服务，实现移动阅读和享受图书馆的新型移动服务。

移动图书馆服务是指用户通过移动终端设备（PAD、手机等）以无线接入方式接受图书馆提供的服务。这种服务模式强调在用户随时随地需要帮助时图书馆都能为其提供服务，既能满足用户需求，又能提高馆藏资源的利用率。

超星移动图书馆是专门为各图书馆制作的专业移动阅读平台，拥有超过百万册电子图书，海量报纸文章以及中外文献元数据供用户自由选择。用户可在手机、PAD 等移动设备上自助完成个人借阅查询、馆藏查阅、图书馆最新咨询浏览，为用户提供方便快捷的移动阅读服务。

超星移动图书馆除了支持网页版的浏览还提供基于 iOS、Android 系统的手机客户端体验。超星移动图书馆客户端的布局清晰明了，操作方便，内容模块化，方便用户使用。客户端内同样嵌入了基于元数据整合的一站式搜索引擎，整合了图书馆馆藏资源信息以及超星电子图书等数字资源，不仅提供海量图书的检索与全文阅读，还提供图书资源的下载，阅读资源更加方便快捷。馆藏书目模块与传统 OPAC 系统对接，实现馆藏查询、续借、预约等功能。

另外，随着高校图书馆移动服务的拓展，不少高校（包括成都中医药大学）的图书馆官方微信公众号都已经嵌入了移动图书馆功能，关注图书馆微信并绑定相应借阅账号，也能通过图书馆官方微信公众号实现移动图书馆功能的使用。

学习小结：

中文数据库和整合平台是检索中文学术资源的重要工具，通过本章的学习要熟练掌握中国生物医学文献数据库的检索方法和技巧，熟悉利用主题词表检索中国生物医学文献数据库；熟练掌握中国知网、维普中文期刊服务平台、万方数据知识服务平台以及中文资源整合平台的检索方法、全文下载、数据分析等功能的具体利用。

复习思考题：

1. 请查找新生儿黄疸的治疗和护理方面的全文文献。
2. 请查找检索有关中医药治疗糖尿病的相关全文文献。
3. 请确定"川崎病"的正式主题词，并分别从关键词途径和主题词途径进行检索，将检索结果进行比对。
4. 请查找"眼视光学"相关的会议文献。

5. 请查找"核心期刊"发表的从足细胞损伤角度探讨糖尿病肾病发病机制的文献。

6. 请查找高血压并发症中西医治疗方面的文献，并将检索结果以"题录"显示格式全部输出。

参考文献：

［1］高巧林. 医学文献检索［M］. 北京：人民卫生出版社，2012.

［2］高巧林，章新友. 医学文献检索［M］. 北京：人民卫生出版社，2016.

［3］陆伟路. 中西医文献检索［M］. 北京：中国中医药出版社，2016.

［4］李勇文. 医学文献查询与利用［M］. 成都：四川大学出版社，2017.

［5］李振华. 文献检索与论文写作［M］. 北京：清华大学出版社，2016.

［6］中国生物医学文献服务系统［EB/OL］. ［2020－7－13］. http://www. sinomed. ac. cn/help/index1. jsp?crossurl=4.

［7］中国知网帮助中心［EB/OL］. ［2020－7－13］. http://acad3. cnki. net/help/AssistDocument/KDN/html/main. htm.

［8］使用帮助－维普期刊中文期刊服务平台［EB/OL］. ［2020－7－15］. http://qikan. cqvip. com/Qikan/WebControl/UseHelp?from=Qikan _ Search _ Advance.

［9］万方数据知识服务平台简介［EB/OL］. ［2020－7－15］. http://www. wanfangdata. com. cn/link/platformProducts. do.

［10］百链使用帮助［EB/OL］. ［2020－7－16］. https://www. blyun. com/blhelp/help. html.

［11］关于超星发现［EB/OL］. ［2020－7－13］. http://ss. zhizhen. com/about/about. html.

［12］超星发现使用帮助［EB/OL］. ［2020－7－17］. http://ss. zhizhen. com/help/help. html.

［13］万方医学网主要产品［EB/OL］. ［2020－7－17］. http://med. wanfangdata. com. cn/Home/Products

第六章　外文文献数据库

学习目的

通过本章学习，能够熟练掌握常用外文数据库的检索方法和使用技巧。通过学习常用外文文献数据库的检索方法和技巧，可准确、全面检索到生物医学和中医药学的外文文献资源。

学习要点

理解和掌握各个外文数据库及平台的检索方法及使用技巧。PubMed 数据库的收录范围和功能特点，基本检索、主题检索和高级检索的使用方法；SCI 数据库收录范围，基本检索、作者检索、被引参考文献检索和高级检索的使用方法；SpringLink 数据库收录范围，快速检索、高级检索的使用方法；Ovid、EBSCO、Science direct 等外文全文数据库的检索方法与技巧。

第一节　PubMed

一、PubMed 概述

PubMed 是由美国国立医学图书馆（National Library of Medicine，NLM）下属的美国国家生物技术信息中心（National Center for Biotechnology Information，NCBI）开发和维护的基于 Web 的生物医学文献数据库，是 NCBI 的 Entrez 集成检索系统的重要组成部分。PubMed 的前身是由 NLM 于 1960 年编辑创刊的著名医学检索工具《Index Medicus》（医学索引，简称 IM）。1964 年 NLM 建立了医学文献分析与检索系统（Medical Literature Analysis and Retrieval System，MEDLARS），使得文献加工、检索与编制实现了计算机化。

1971 年 NLM 推出 MEDLINE（MEDLARS online）投入联机检索服务，1983 年 MEDLINE 光盘版（MEDLINE on CD）开始发行，这也使得 MEDLINE 数据库在世界范围内得到广泛应用。1997 年 6 月 26 日，MEDLINE 提出免费向全世界开放，网址为 https：//pubmed. ncbi. nlm. nih. gov/。

（一）收录范围

PubMed 收录了全世界 80 多个国家和地区 60 多个语种 11000 多种期刊上的生物医学文献，最早可回溯至 1865 年。收录文献内容涉及基础医学、临床医学、护理学、口腔医学、兽医学、营养卫生、药理和药剂学、预防医学、卫生管理和医疗保健等领域。数据记录主要有以下 5 种来源。

1. MEDLINE

MEDLINE 是 PubMed 的主体部分，是美国国立医学图书馆 MEDLARS 系统 30 多个数据库中最大的一个，是世界上最权威的医学数据库，也是我国认定的科技查新必须检索的国外医学数据库。目前收录来自世界各国 5600 多种生物医学期刊的文摘及题录数据，这些记录末尾标有［PubMed－indexed for MEDLINE］的标识。

2. OldMEDLINE

OldMEDLINE 保存了 1946—1965 年发表的、未被 MEDLINE 收录的 200 万余篇生物医学文献记录，每条记录中仅有简单的题录（标题、作者、出处等）信息，没有 MeSH 字段与摘要字段，这些记录末尾标有［PubMed－OLDMEDLINE］的标识。

3. PreMEDLINE

PreMEDLINE 作为一个临时性数据库，即 MEDLINE 前期数据库，临时存放尚未标引 MeSH 主题词、文献类型的最新文献记录，待数据完成标引后再转入 MEDLINE。从而加快报道速度、缩短报道时差，这些记录末尾标有［PubMed－in Process］的标识。

4. Publisher－Supplied Citations

Publisher－Supplied Citations 是出版商直接提供的电子文献，主要有三种情况：①文章来自 MEDLINE 收录的期刊，但文章内容不属于 MEDLINE 的学科收录范围，如来自 Nature 或 Science 上的有关地理的文章；②MEDLINE 对期刊的收录有一个时间起点，即从某年、某卷、某一期开始，若出版社提供的期刊先于这个起点，则其中的论文不被 MEDLINE 收录；③来自 PubMed 中心的关于生命科学的文献。检索记录分别带有［PubMed－as supplied by publisher］和［PubMed］标记。如出版商提供的文献先于纸质期刊出版在网上发行，则同时带有［Epub ahead of print］标记。

5. NotMEDLINE

NotMEDLINE 包括美国国立卫生研究院（National Institutes of Health，NIH）资助的研究人员的手稿、向 PubMed Central 提交全文的生命科学期刊论文及接受 NLM 评审的文献等，均不被 MEDLINE 收录，末尾标有［PubMed］。

（二）特点

1. 收录范围广

PubMed 收录了全世界 80 多个国家和地区 60 多个语种 11000 多种期刊上的生物医学文献，最早可回溯至 1865 年。收录文献内容涉及基础医学、临床医学、护理学、口腔医学、兽医学、营养卫生、药理和药剂学、预防医学、卫生管理和医疗保健等领域。

2. 检索界面友好

PubMed 界面设计简洁友好，用户在使用过程中不需返回初始检索界面便可进行新的检索，每一个检索界面里均有检索提问输入框，用户可随时输入检索或修正检索提问。

3. 检索功能完备

PubMed 检索途径多、检索方式灵活、检索体系完备。针对一般用户，PubMed 的语词自动转换功能（Automatic Term Mapping）可将输入词自动转换到相应字段进行查检。同时还提供能够构建复杂表达式的较为专业的检索途径与方法，以满足不同检索者的需求。

4. 数据更新快

PubMed 的数据更新频率为 24 小时，"PubMed－in Process"和"PubMed－as Supplied by Publisher"库从周二到周六都有新数据更新。

5. 外部链接丰富

PubMed 为每条记录建立了多种链接，为满足不同的检索需求提供了便利，其中的全文链接功能为每条记录提供了全文获取信息，用户可以根据此链接直接到提供全文的数据库、网址、供应商、在线期刊、图书馆等。

6. 辅助功能完备

PubMed 编制了文本、多媒体等格式的在线用户指南，用户可以尽快了解该库的检索功能及具体使用方法。同时，针对用户个性化要求，该库提供的"My NCBI"可实现种类多样的个性化设置。

PubMed 具有文献报道速度快、访问免费、使用方便、查全率高、检索功能强大、外部链接丰富、提供个性化服务等优点，现已成为网络环境下全世界生物医学科研人员及医务工作者不可或缺的文献信息资源。

二、PubMed 检索方法

（一）检索机制

PubMed 数据库有词汇自动转换功能，在 PubMed 主页的检索框中键入检索词后，系统将使用如下 4 种表或索引，对检索词进行转换后再检索。

1. MeSH 转换表（MeSH Translation Table）

MeSH 转换表包括 MeSH 词、参见词、副主题词等。当系统在该表中发现与检索词相匹配的词时，就会自动将其转换为相应的 MeSH 词和 Text Word 词进行检索。例如：输入"gene"，系统将转换成"genes"［MeSH Terms］OR "genes"［All Fields］OR "gene"［All Fields］进行检索。

2. 刊名转换表（Journalist Translation Table）

刊名转换表包括刊名全称、MEDLINE 形式的缩写和 ISSN 号。该转换表能把键入的刊名全称等信息转换为 MEDLINE 刊名缩写后进行检索。如在检索提问框中输入"Journal of cellular biochemistry"，系统将其转换为"J Cell Biochem"［Journal］OR "Journal of cellular biochemistry"［ALL Fields］后进行检索。

3. 著者全称转换表（Full Author Translation Table）

2002 年以后的文章如果提供了著者全名，那么著者的全名就可以在该表中查到。如输入 jennifer r bellon 或 bellon，jennifer r，系统会自动转换成 Bellon，Jennifer R［Full Author Name］进行检索

4. 著者索引（Author Index）

如果输入的词语未在上述各表中找到相匹配的词，或者键入的词是一个后面跟有 1~2 个字母的短语，PubMed 即查著者索引，如输入 Smith，Al 系统会自动转换成 Smith，Al［Full Author Name］OR smith al［Author］OR smith al［Investigator］进行检索。如果输入的检索词在上述四个转化表中仍然找不到匹配词，各个单词会被用 AND 联在一起在全部字段中检索。

（二）检索规则

1. 布尔逻辑检索

PubMed 检索系统允许使用布尔逻辑检索，逻辑运算符（AND、OR、NOT）大小写不限，检索词与逻辑算符之间空一格，如：diabetes AND genes。

例如：vitamin c OR zinc（锌），输入检索式后点按"Search"键，PubMed 将显示检索结果，同时保留检索框中输入的检索式。如果检索结果不符合要求，可以在检索框或 details（明细栏）中添加或删除检索词来修改当前的检索式。

布尔逻辑的运算顺序为从左至右，圆括号可改变其运算顺序，PubMed 将先对括号内的检索词进行检索，如：infect＊，可以检出 infect、infected、infection、infectious 等单词。

2. 截词检索功能

可利用系统的截词功能获取更多的相关文献。截词符：用＊表示代表多个字符，若＊加在检索词后表示对所有以该词开头的词进行检索。如：bacter＊，可以检出 bacter、bacteria、bacterium、bacteriophage 等最多 600 个单词。

截词功能只限于单词，对词组无效。使用截词检索功能时，PubMed 系统会自动关闭词汇自动转换功能。

3. 强制检索功能

PubMed 使用双引号""来强制系统进行短语检索。例如，在 PubMed 主页的检索

提问框中键入"coronary disease",然后点击"Search",系统会将其作为一个不可分割的词组在数据库的全部字段中进行检索,而不是当作两个词来处理。使用双引号检索时,PubMed检索系统自动关闭词汇自动转换功能。

4. 作者检索功能

PubMed有三种检索方式:一是利用PubMed的自动词语匹配功能,按照姓在前,名在后,姓全称,名缩写的输入规则进行检索;二是利用作者字段限制检索,即按照"作者姓名[AU]"的输入规则进行检索;三是通过检索结果页面左侧的search fields中的作者(author)字段进行检索。另外,在高级检索界面同样支持通过作者字段进行检索。

5. 字段限制检索

PubMed检索系统设置了限定检索范围的功能,以达到约束或精确检索结果的目的,即指定系统必须在哪个(或哪几个)字段范围内对输入的检索词进行检索。字段限定检索的形式:检索词[字段标识],如lung cancer[TI],可检索出文章篇名中含有"肺癌"的文献。

PubMed的记录字段有60多个,其中可供检索的字段有49个,常用可检索字段的标识、名称及含义见表6-1。

表6-1　PubMed 常用可检索字段一栏表

Affiliation [AD]	Grant Number [GR]	Pharmacological Action [PA]
Article Identifier [AID]	Investigator [IR]	Place of Publication [PL]
All Fields [ALL]	ISBN [ISBN]	PMID [PMID]
Author [AU]	Issue [IP]	Publisher [PUBN]
Author Identifier [AUID]	Journal [TA]	Publication Date [DP]
Book [book]	Language [LA]	Publication Type [PT]
Comment Corrections	Last Author [LASTAU]	Secondary Source ID [SI]
Corporate Author [CN]	Location ID [LID]	Subset [SB]
Create Date [CRDT]	MeSH Date [MHDA]	Supplementary Concept [NM]
Completion Date [DCOM]	MeSH Major Topic [MAJR]	Text Words [TW]
Conflict of Interest [COIS]	MeSH Subheadings [SH]	Title [TI]
EC/RN Number [RN]	MeSH Terms [MH]	Title/Abstract [TIAB]
Editor [ED]	Modification Date [LR]	Transliterated Title [TT]
Entrez Date [EDAT]	NLM Unique ID [JID]	UID [PMID]
Filter [FILTER]	Other Term [OT]	Version
First Author Name [1AU]	Owner	Volume
Full Author Name [FAU]	Pagination [PG]	
Full Investigator Name [FIR]	Personal Name as Subject [PS]	

注意:如果限制了出版物类型、年龄、人或动物、性别中的任何一项,检索将只在MEDLINE中进行检索(因为这些特征词限制只有MEDLINE中有)。

(三)检索途径/方式

PubMed的主界面大致由三个板块组成:一是检索区包括基本检索(Search)和高级检索(Advanced);二是主要功能区;三是辅助功能区(见图6-1)。

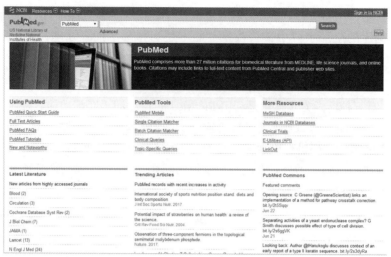

图 6-1　PubMed 主界面

1. 基本检索（Search）

在 PubMed 主页初始界面的检索框中键入英文单词或短语（大、小写均可），然后点击"Search"或者回车，PubMed 通过词汇自动转换功能进行检索，并将检索结果直接显示在主页下方（见图 6-2）。如输入"cancer"，在该检索界面下，系统执行词语自动匹配功能，在检索结果页面右下方的"Search detail"中可以看到 PubMed 实际执行的检索式为"neoplasms"［MeSH Terms］OR "neoplasms"［All Fields］OR "cancer"［All Fields］（见图 6-3）。

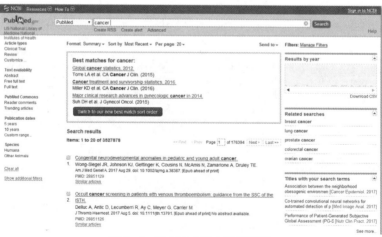

图 6-2　PubMed 基本检索界面

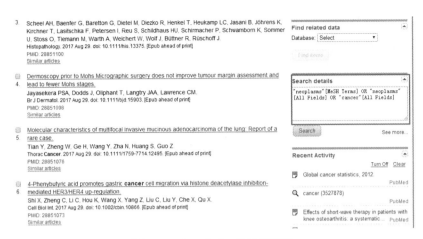

图 6-3 Search detail 显示界面

当检索词是作者姓名时，按照"姓在前，名在后，姓全称，名缩写"的规则输入，如 Alexander Battler 为 Battler A。检索词还可以是期刊全称或缩写，但需要注意避免出现歧义，如果刊名恰好就是关键词，需要使用字段限定符，如 cell［ta］表示检索期刊"cell"上面发表的文献。PubMed 的基本检索包括词语自动匹配检索、著者检索、期刊检索、短语检索、截词检索、字段限定检索和布尔逻辑运算检索等，若同时输入多个检索词并以空格隔开，则词间自动按 AND 运算来检索。一般情况下，检索提问框左侧默认为检索 PubMed 数据库，也可点击下拉菜单，选择 All Database 或 NCBI 的其他数据库。

2. 高级检索（Advanced）

PubMed 数据库的高级检索主要由检索式构建器（Builder）和检索历史（History）组成（见图 6-4）。

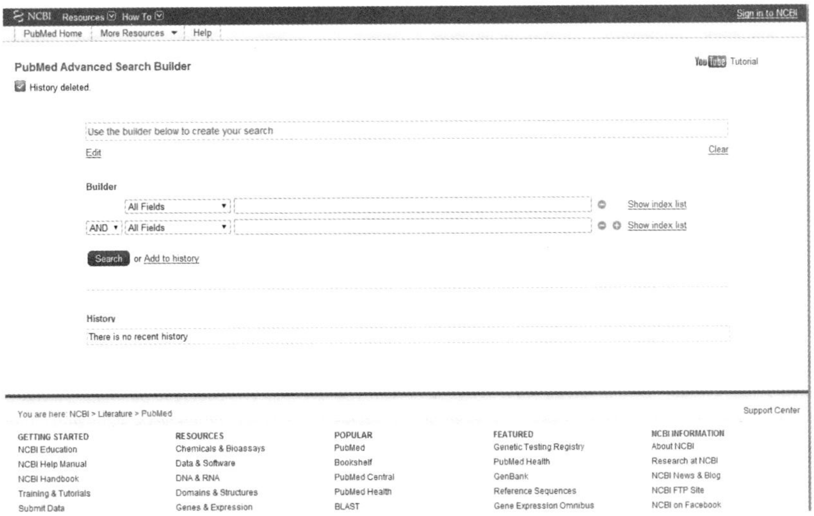

图 6-4 PubMed 高级检索界面

（1）检索式构建器（Builder）：检索式构建器主要用来帮助用户构建检索表达式，实现检索功能。检索方法是在 ALL Fields（全部字段）下拉列表中选择检索字段，在检索框输入检索词后，用户可从输入框右侧的"Show index list"（系统提供的与所输入检索词相关的索引表）中选择具体的索引词或词组，检索词会自动添加到检索词输入框，此时系统自动加双引号""进行精确短语检索。若检索词为多个，可通过逻辑运算符 AND、OR、NOT 进行逻辑运算检索。检索表达式会自动添加到 Search Builder 输入框，点击其下方的 Search 按钮即可执行检索。点击上方的 Edit 按钮，用户可在 Search Builder 输入框中直接编写检索表达式，然后点击下方的 Search 按钮进行检索。一般情况下，Search Builder 与 Builder 是联合使用的。

（2）检索历史（History）：显示检索历史，也可用于查看检索结果记录数据（见图 6-5），包括检索式序号、添加到检索构建器（Add to builder）、检索式（Query）、检索结果数量（Items found）及检索时间。在弹出的选项窗口，可选择对检索式进行 AND in builder、OR in builder、NOT in builder 逻辑组配检索、Delete from history（删除检索式）、Show search details（显示检索细节）、Show search results（浏览检索结果）、Save in My NCBI（保存到 My NCBI）。检索历史最多保存 100 条检索式，超过 100 条时，系统自动删除最早的检索式，检索历史最多可保留 8 个小时。

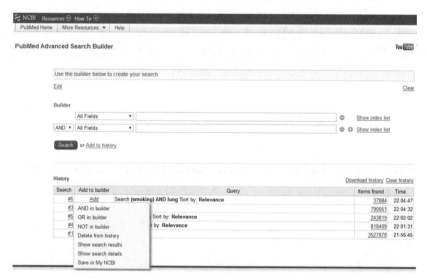

图 6-5　检索历史显示界面

3. 主题词检索（MeSH Database）

主题词作为主要检索途径，是一种规范化、标准化的检索语言。主题词检索比自由词检索专指性强、查准率高。PubMed 数据库提供基于 MeSH 词表的主题检索。

PubMed 系统主页右侧导航栏内"MeSH Database"按钮专门用于主题词的浏览与检索。PubMed 的"自动词语转换"功能，也可以帮助用户查找与该词相对应的主题词，如输入"AIDS"后，PubMed 自动查找与之对应的主题词"acquired immunodeficiency syndrome"。

[检索示例]：查找有关"颈椎病预防和控制"方面的文献。分析：先确定课题涉及的主题"颈椎病"的正式主题词，再与副主题词组配检索。检索步骤：首先，在首页功能区选择"MeSh Database"，在检索框中输入"Spondylosis"，点击"Searh"，系统提供与检索词相关的主题词（按相关性排序）及其含义，在确定主题词后，点击进入该主题词的详细信息页面（见图6−6）。

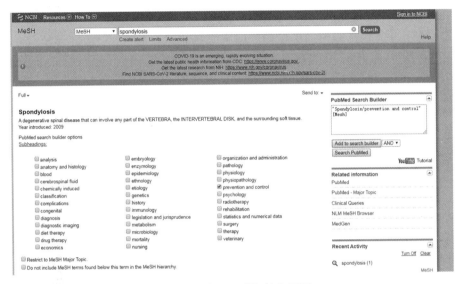

图6−6　主题词详细信息界面

页面内容包括定义、检索构建器选项（PubMed Search Builder Options）、款目词（Entry Terms）、历史标引（Previous Indexing）、树状结构等信息。勾选副主题中的词prevention and control后，点击页面右上方的"Add to search builder"，检索框中自动生成检索式，选择逻辑运算符"AND"，点击"Search PubMed"，即完成该主题词和副主题词组配的检索。如果检索题名涉及多个主题词，可在"MeSH Database"检索框中继续输入检索词，重复上述步骤，直到把涉及的主题词都添加到"PubMed Search Builder"检索框中，然后点击"Search PubMed"。也可分别检索每个主题词，再在高级检索的检索历史中进行逻辑组配检索。

采用主题词检索时，需注意主题词的收录时间。如"Spondylosis"是2009年收录为主题词的，在此之前的文献以其他主题词标引，参见Precious Indexing（见图6−7），故检索结果均为2009年以后的文献，若需检索2009年之前的文献需使用"Spinal Diseases"（1963−1965）和"Spinal steophytosis"（1965−2008）这两个主题词。

Previous Indexing:

- Spinal Diseases (1963-1965)
- Spinal Osteophytosis (1965-2008)

图6−7　Previous Indexing 显示界面

4. 期刊检索（Journals in NCBI Databases）

PubMed 系统主页右侧导航栏内点击"Journal in NCBI Databases"，即可进入期刊检索界面（见图 6－8）。

当利用期刊数据库时，可通过主题（Topic）、刊名全称（Journalist Title）、刊名缩写（Abbreviation）、ISSN 号 4 种途径查询所收录的期刊信息，检索结果仅为期刊的信息，而不是期刊所刊载的文章。期刊信息涉及期刊的全称、简称、印刷版和电子版 ISSN 号、创刊年、出版频率、出版国、出版商、语种、主题词、出版类型等。若想进一步获得该期刊发表的论文，可在期刊前面的复选框打"√"后，点击右侧的"PubMed Search Builder"下方的"Add to Search Build"按钮，然后点击"Search PubMed"按钮即可。

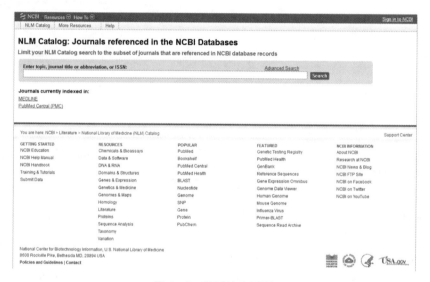

图 6－8　期刊检索界面

5. 其他功能

除上述四种检索方式外，PubMed 主页面的 PubMed 工具（PubMed Tools）下还设置有其他检索功能：

（1）移动 PubMed（PubMed Mobile）：PubMed 收录了 Medline、生命科学期刊及电子图书等 2900 多万生物医学文献的引文数据。部分引文可链接到 PubMed Central 和发布商网站找到全文内容。

（2）单篇引文匹配器（Single Citation Matcher）：可通过输入已知的作者姓名、期刊名称（全称或标准缩写）、出版年月日、卷、期、起始页码或篇名中的任意词准确查找到所需的单篇文献。

（3）批量引文匹配器（Batch Citation Matcher）：主要用于批量核对文献信息。检索时输入格式为刊名｜年｜卷｜起始页｜著者｜文献标识，用户按指定的格式将需要查找的记录信息输入到下方的文本框中，检索结果可以通过邮件发送或直接保存到文件中。

（4）临床查询（Clinical Queries）：专为临床医生设计的检索服务，用户输入疾病名称后，可选择查询临床研究分类（Clinical Study Categories）、系统评价（Systematic Reviews）和医学遗传学（Medical Genetics）三大类文献（见图6-9）。其中临床研究分类用于查询疾病的病因、诊断、治疗、预后及临床预测指南，系统评价用于检索系统评价、分析、临床试验综述和临床指南等循证医学文献，医学遗传学用于查询疾病遗传学方面的文献。

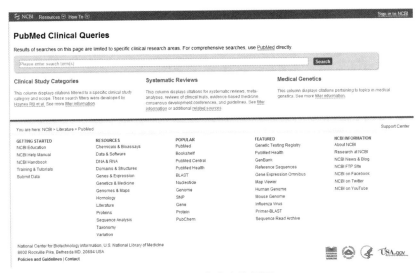

图6-9 临床查询界面

（5）特定专题查询（Topic-Special Queries）：该检索服务整合了PubMed提供的其他专题检索功能，包括对临床医生和健康服务人员查询以及对不同学科子集和不同期刊子集的查询。

（6）临床试验（Clinical Trails）：点击PubMed主页面More Resources下的Clinical Trials进入临床试验检索页面，通过此页面，用户可检索来自全球190个国家的20余万个实验信息。

三、PubMed检索结果管理

PubMed检索系统为检索结果提供了显示、过滤、打印、保存和发送电子邮件等多种处理方式（见图6-10）。

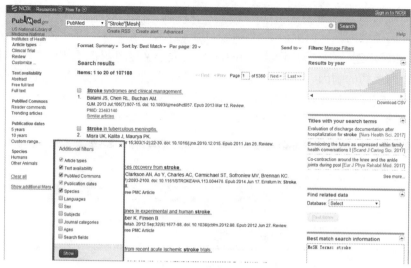

图 6-10　检索结果显示界面

（一）检索结果显示

1. 显示格式

PubMed 的检索结果有多种显示格式，系统默认显示为题录格式，每页默认显示记录数为 20 条，每页最多可显示 200 条记录。点击页面上方"Summary"后的箭头，在下拉菜单中可更改显示格式，点击"Items per page"可更改每页显示记录数。

（1）Summary：系统默认的显示格式，显示每条记录的篇名、作者、缩写刊名、出版年月、卷期和页码、PMID 号、记录状态以及相关引文（Similar articles）链接，如果该篇文献可以免费获取全文，则有"Free Article"标识。

（2）Summary（text）：Summary 格式的纯文本形式显示。

（3）Abstract：Summary 格式所有信息，加上作者单位、摘要、出版类型、MeSH 主题词、化学物质等信息。以 Abstract 格式显示可获得更多的全文链接。

（4）Abstract（text）：Abstract 格式的纯文本形式显示。

（5）MEDLINE：显示记录中的全部字段信息，是显示字段最全的显示格式。

（6）XML：显示 XML 格式的信息，方便将检索结果在 Web 上进行转换和描述。

（7）PMID List：仅显示每条记录的 PMID 号，是显示字段最少的显示格式。

2. 排序方式

点击"Sort by Relevance"后的箭头，在下拉菜单中选择排序方式。结构排序默认按最近新增（Most Recent）排序，还可选择按相关度（Best Match）、出版时间（Publication Date）、第一作者（First Author）、排名最后的作者（Last Author）、刊名（Journal）和篇名（Title）排序。

（二）检索结果过滤

在 PubMed 检索结果显示页面的左侧，提供多种过滤功能，从不同的角度筛选检索结果（见图6-11）。

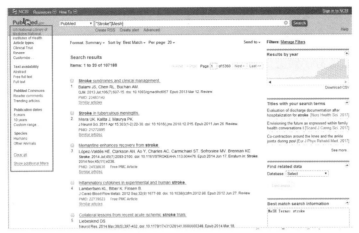

图6-11 PubMed检索结果过滤

可限定的选项有：文献类型（Article types）、文本可获取性（Text availability）、PubMed（PubMed Commons）、出版日期（Publication dates）、物种（Species）、语种（Languages）、性别（Sex）、主题限定（Subsets）、期刊类别限定（Journal categories）、年龄（Ages）、检索字段（Search field）等，点击"Show additional filters"可以显示更多选项。限定选项一经确定，会保持激活状态，而在此之后的检索中持续起作用。

（三）检索结果保存及输出

PubMed提供了多种保存及输出方式，点击"Send to"，系统提供7种不同的检索结果保存及输出方式（见图6-12）。

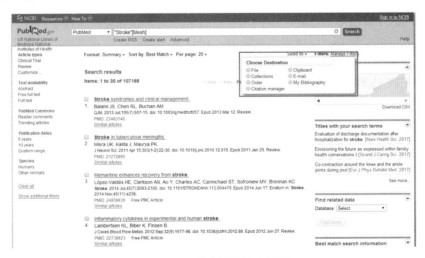

图6-12 检索结果输出界面

1. File（文件）

将选中的记录以文献形式保存。

2. Clipboard（剪贴板）

将选中的记录暂存到剪贴板（最多保存 500 条记录）中，最后集中处理。

3. Collections（集合）

作为 My NCBI 个性化服务的一部分，为用户提供无限期保存检索结果的免费空间。

4. E-mail（电子邮件）

将选中的记录（≤200 条）按需求发送到指定的电子邮箱。

5. Order（订购）

用户向 NLM 订购全文，这项服务需支付一定的费用。

6. My Bibliography（我的参考文献）

用户注册 My NCBI 后，可将选中的记录保存到 My NCBI 中我的参考文献中。

7. Citation manager（引文管理）

使用外部文献管理器创建一个文件夹保存检索结果，可选择保存的条数和起始序号。

四、个性化服务

PubMed 的个性化服务主要是通过 My NCBI 来实现的。My NCBI 一方面可以保存检索式，另一方面可对保存的检索式进行自动更新检索，检索结果将发送到指定的电子邮箱。My NCBI 还可以对检索结果设定过滤器等服务选项。过滤器（Filter）是系统将用户感兴趣的检索结果聚合起来以供浏览的限定方式，如有关检索课题的综述、免费全文、最近半年的文献等，均可设为过滤器，相当于给当前检索式增加一个限定条件；也可以给检出记录设置一个外部机构所提供资源的链接图标。

My NCBI 使用前，需要先注册一个账号，并且登录后才能使用。点击 PubMed 主页右上侧的"Sign in to NCBI"，进入账号注册页面（见图 6-13）。点击"Register for an NCBI account"，按要求分别输入用户名（Usernames）、密码（Password）以及设置一个安全问题（Security Question）等，随后完成注册。

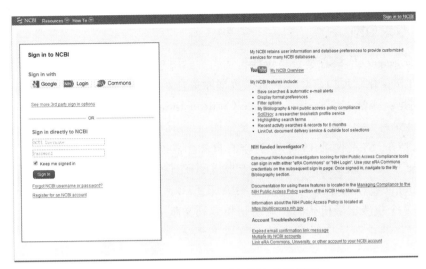

图 6-13 PubMed 个性化服务注册界面

第二节 SCI 科学引文数据库

一、SCI 科学引文数据库概述

（一）基本情况

20 世纪 50 年代，美国情报学家加菲尔德（E. Garfield）提出编制引文索引的设想。由其创办的科学情报研究所（Institute for Scientific Information，ISI）于 1961 年出版了印刷版科学引文索引（Science Citation Index，SCI），随后又继续出版了社会科学引文索引和艺术与人文科学引文索引。1988 年 ISI 推出 SCI 光盘版，1997 年推出 SCI 网络版，取名 SCI 扩展版，并与 SSCI 和 A&HCI 集成于 Web of Science 中。2001 年 ISI 推出新一代学术信息资源整合平台 ISI Web of Knowledge，于 2013 年改版为 Web of Science™，将 Web of Science™、ISI Proceedings、Biobis Previews、Current Connects Connect、Derwent Innovations Index、Medline、Inspec、Journal Citation Reports 等数据库整合于同一平台。

Web of Science™核心集合是一个基于 Web 而构建的整合的数字研究环境，通过强大的检索技术和基于内容的连接能力，将高质量的信息资源、独特的信息分析工具和专业的信息管理软件无缝地整合在一起，兼具知识的检索、提取、分析、评价、管理与发表等多项功能。Web of Science™核心集合为 Web of Science™的所有数据库平台下的一个子库，所有数据库均可通过一组共有的检索字段同时检索已订阅的全部产品，获得最为全面的检索结果。

（二）收录范围

Web of Science™核心集合是包括科学引文索引扩展版、会议论文集科学引文索引、化学索引（包括化学反应、化合物索引数据库集合）等7个子库构成，其中医学类的有4个，分别是：科学引文索引（Science Citation Index Expanded，SCI Expanded），来源文献可回溯到1900年；科学会议引文索引（Conference Proceedings Citation Index－Science，CPCI－S），收录1900年至今的自然学科方面的会议文献；Index Chemicus（IC），收录1993年以来国际一流期刊上报道的新有机化合物的化学机构与评论数据库；Current Chemical Reactions（CCR－EXPANDED），收录1986年至今的化学反应，数据库来自39个权威出版机构的一流期刊和专利文献中的单步和多步合成方法，每种方法都提供完整的化学反应过程，并有详细图形表示化学反应步骤，数据可回溯至18世纪。

二、SCI科学引文数据库检索方法

（一）检索规则

Web of Science™核心合集与所有数据库在检索运算符与运算规则使用中一致。

1. 布尔逻辑检索

逻辑与、逻辑或和逻辑非分别使用AND、OR、NOT运算符。

2. 截词检索

截词符包括"＊""?"和"＄"。其中"＊"代表任何字符组，包括空字符；"?"代表任意一个字符；"＄"代表0~1个字符。如输入"digest＊"，可命中出现digest、digestant、digestibility、digestion、digestive等词汇的文献。

3. 位置检索

位置算符"SAME"要求由SAME连接的两个检索词出现在同一个句子或同一个字段短语中，如title＝（tradition＊SAME medicine）；位置算符NEAR/n则是连接的两个词之间可有n个以内单词出现，两词的顺序可颠倒，如果只是用NEAE不使用/n，则系统将查找其中的检索词由NEAR连接且彼此相隔不到15个单词的记录，NEAR连接两个词之间最多有15个单词。

4. 精确检索

精确检索时需要加上双引号用以精确查找某个短语词组，但仅适用于"主题"和"标题"检索。如果输入不带引号的短语，则系统将检索包括所输入的所有单词的记录，这些单词之间以逻辑运算符AND进行组配；如果输入以连字号、句号或逗号分隔的两个单词，则系统视检索词为精确短语，如检索waste－water时，系统将查找保护精确短语waste－water或waste water的记录，而不会查找water waste、waste in drinking water或water extracted from waste等记录。单引号是不可检索字符，如查找Paget's

OR Pagets 可查找包括 Paget's 和 Pagets 的记录。

检索运算符不区分大小写，例如输入"dna"可检索出"DNA"。运算符运算顺序为（）>NEAR/n>SAME>NOT>AND>OR，检索式中最多可使用 6000 个检索词。检索运算符的使用因为检索字段不同会有所变化。如 AND 在"主题"字段中可以使用，但在"出版物名称"或"来源出版物"字段中却不能使用；同样，可在多数字段中是用 NEAR，但不能在"出版年"字段中使用；SAME 可在"地址"字段中使用，但却不能在其他字段中使用。

冠词（a、an、the）、介词（of、in、for、through）及代词等单独使用没有检索实意的词被称为禁用词。在检索时，系统将自动屏蔽禁用词，不对其进行检索，即使是当检索词组时，系统也将屏蔽其中的禁用词。如检索"patient undergoing radiation"时将命中含有 patient undergoing radiation、patient receiving radiation、patient failing radiation 等的记录。

（二）检索途径/方式

Web of Science™核心合集检索方式推荐有基本检索、作者检索、被引参考文献检索、化学结构检索和高级检索，同时设有限制选择，可对年份和子库进行限定。Web of Science™所有数据库仅有基本检索、被引参考文献检索和高级检索，两者检索规则完全相同。

1. 基本检索（Basic Search）

基本检索为 Web of Science™的默认检索界面，默认字段为"主题"，可以选择不同的检索字段。提供检索的字段有主题、标题、作者、作者识别号、编者、团体作者、出版物名称、DOI、出版年、地址。同时还可以添加另一字段检索框，主题字段是检索同时存在文献标题、关键词、文摘、增补关键词 4 个字段中的检索，也可以对文献的时间、数据库、检索结果进行限定。标题检索则将检索范围限定在（例如文献、书籍和会议录文献）篇名里面（见图 6-14）。作者检索时填写作者姓名，包括作者姓名的不同拼写形式，再选择研究领域和组织机构，从而进行准确的作者检索。检索"地址"字段时，输入机构和（或）地点的完整或部分名称。例如，Univ 和 University 可查找记录中的地址字段出现检索词"Univ"的机构。输入全名时，不需要使用冠词（a、an、the）和介词（of、in、for）。例如，可以输入 UNIV Pennsyvania，但输入 University of Pennsylvania 则会产生误信息。需要注意，常见地址检索词可能在产品数据库中采用缩写形式。例如，单词 Department 可能缩写为 Dept 或 Dep。建议将"地址"检索与"作者"检索结合起来使用，这样可扩大或缩小检索结果。

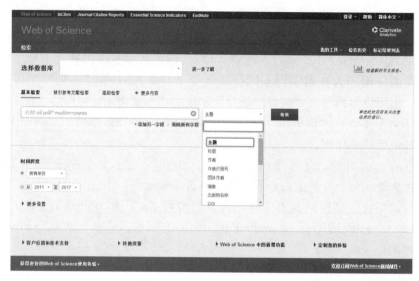

图 6-14 Web of Science™核心合集基本检索界面

2. 作者检索（Author Search）

使用"作者检索"功能，可以简单方便地检索出特定作者的所有作品（见图 6-15）。通过关注了解的作者相关信息，如研究领域或组织机构，可将同名的不同作者所著的作品区分开来。作者姓名的形式为：姓氏在前，名字的首字母（最多四个字母）在后，其中姓氏可以包含连字号、空格或撇号。勾选仅限精确匹配复选框（此步骤为可选操作）后，将检索结果限定为与所输入的内容完全匹配的作者姓名；单击选中研究领域转至"研究领域"页面（此步骤为可选操作），或者单击完成检索直接转至"检索结果"页面；在"研究领域"页面中，单击选中机构转至"选择机构"页面（此步骤为可选操作），或者单击完成检索直接转至"检索结果"页面。由于同名同姓作者大量存在，选择加上研究领域和组织机构的作者检索可避免误检。

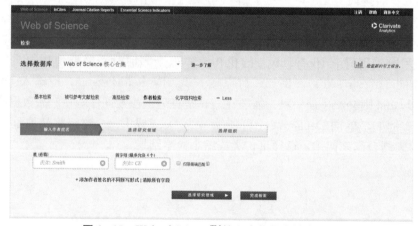

图 6-15 Web of Science™核心合集作者检索界面

3. 被引参考文献检索（Cited Reference Search）

被引参考文献检索是 Web of Science™核心合集最具特色的功能，通过此检索功能可以获得某一作者文献被他人引用情况，还可以获得某一领域大量的相关文献，从而了解学科发展的历史和科研动向。在检索界面点击"被引参考文献检索"即可进入引文检索界面（见图6−16）。首先输入有关"被引著者"的信息，可对被引作者、被引著作、被引年份、被引卷*、被引期*、被引页*和被引标题*进行检索，各字段用布尔逻辑运算符 AND 进行组配，然后选择被引参考文献并单击"完成检索"，最后可点击记录页面上右侧的被引频次后的数字链接，得到施引文献。

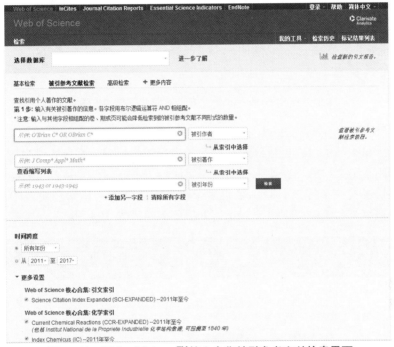

图6−16 Web of Science™核心合集被引参考文献检索界面

4. 化学结构检索（Structure Search）

可用化学结构绘图、化合物数据（化合物名称、生物活性、分子量）进行检索，使用复选框指定特定特征描述、化学反应数据（气体环境、其他、压力、时间、温度、产率、反应关键词、化学反应备注），输入要检索的任意化学反应条件以及所选的反应关键词或备注进行检索。用化学结构绘图检索前须下载和安装化学结构绘图插件，允许 Java 才能运行。

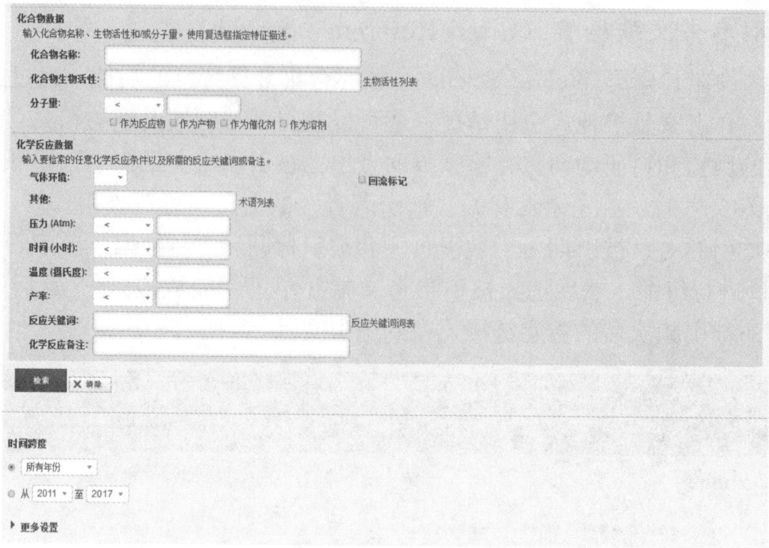

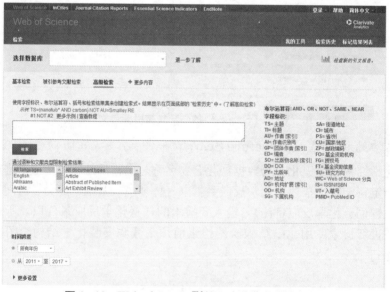

图 6-17 Web of Science™核心合集化学结构检索界面

5. 高级检索（Advanced Search）

在"高级检索"中可以创建检索式并对其进行随意组配。高级检索只限于对来源文献检索，不用于引文检索。在检索框中使用字段标识、布尔逻辑运算符、括号和检索式引用来创建检索式（见图 6-18）。结果显示在页面底部的"检索历史"中，页面右侧有布尔逻辑运算符和字段标识码，可对检索历史中的检索式进行逻辑组配检索。

图 6-18 Web of Science™核心合集高级检索界面

三、SCI 科学引文数据库检索结果管理

Web of Science™核心合集检索结果的处理基本与 Web of Science™所有数据库检

索类似，但在输出记录、精炼结果中稍有区别，另增加了分析检索结果及引文跟踪服务功能（见图6-19）。

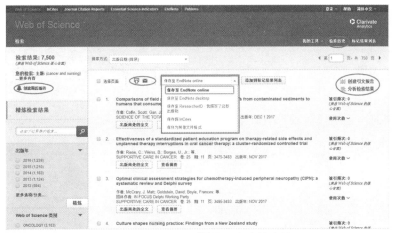

图6-19　Web of Science™核心合集检索结果界面

（一）精炼检索结果

通过检索结果界面左侧的"精炼检索结果"可对检索结果进行 Web of Science™ 类别、文献类型、研究方向、作者、团体作者、编者、来源出版物、丛书名称、会议名称、出版年、机构扩展、基金资助机构、语种和国际/地区以及开放获取进行限定精炼，也可以在下方输入框内输入自拟限定的内容，从而对检索的结果再次检索。精炼检索结果属于限定检索，其作用类似于其他数据库中的"二次检索"或"在结果中检索"。

（二）创建引文报告

在检索结果界面右侧点击"创建引文报告"。Web of Science™ 所有数据库可以对检索结果的数据库及研究领域进行精炼，不具备对开放获取的限定，除此之外，其他精炼一致。"引文报告"功能不适用超过10000个记录的检索结果。如果结果超出此限制，则会看到以下信息：引文报告功能不可用。引文报告上方显示出版物总数、h指数和每项平均引用次数、被引频次总数和去除自引的被引总数、施引文献数和去除自引的施引文献数。之后以折线图的形式反映不同年份的累计的被引频次，折线图下面还列出每篇检出文献的被引总次数，并细化到每篇文献每年被引次数和平均每年被引次数（见图6-20）。

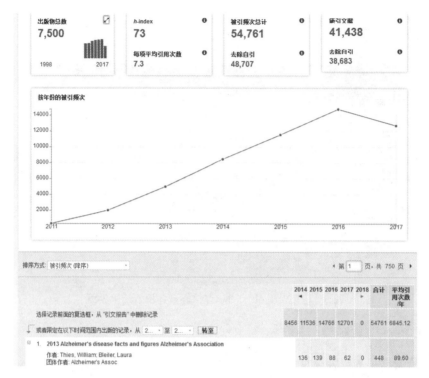

图 6-20 Web of Science™核心合集引文报告界面

（三）引文跟踪（Citation Alerts）

若用户对自己的文献或对某一关注文献的被引用情况感兴趣，可创建引文跟踪。操作步骤：在检索结果的界面下（见图 6-19），选择需要跟踪的某一文献，点击左侧的"创建引文跟踪服务"填写用户名和密码保存检索历史（填写检索历史名称），保存后显示创建成功。或是登录/注册成为 Web of Science™核心合集的用户，在主页面的右下角直接点击引文跟踪。创建引文跟踪服务后，只要有人引用了该文献，用户的电子邮箱就会接收到引用文献信息。若要修改或是删除已创建的引文跟踪服务，登录 Web of Science™核心合集后，直接点击我的工具下拉菜单中的"保存的检索式或跟踪"，选择编辑进行邮箱地址的修改，点击保存。若是删除，直接点击删除。

（四）分析检索结果

对检索结果进行分析有助于从宏观上把握文献的各种分布情况，Web of Science™核心合集分析功能中的分析对象有常规检出文献、引用文献和相关记录的分析。在检索结果页面右上角点击"分析检索结果"，可对检索结果进行 15 种分析检索结果页面，包含作者、丛书名称、国家/地区、文献类型、编者、基金资助机构、授权号、团体作者、语种、机构、机构扩展、出版年、研究方向、来源出版物名称、Web of Science 类别（见图 6-21）。选择需要分析的结果，得到直观的分析结果页面。图 6-22 至图 6-25 为 Web of Science™核心合集分析出版年（分析整体研究趋势）、作者（分析高产出的科研人员）、机构（分析高产出机构）、国家/地区（分析高产出国家或地区）检索结果分析。

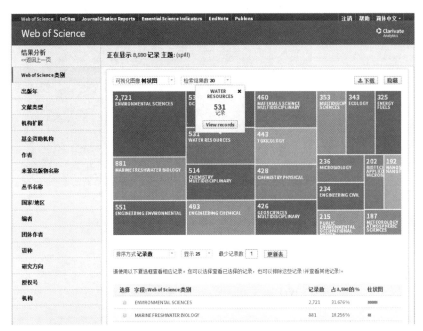

图 6-21 Web of Science™核心合集 Web of Science 检索结果页面

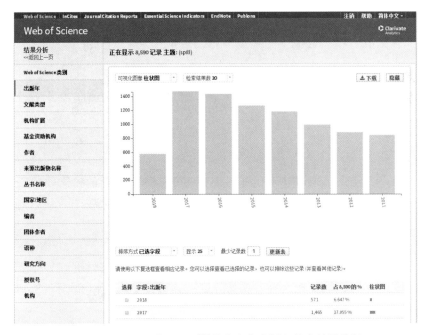

图 6-22 Web of Science™核心合集出版年检索结果分析

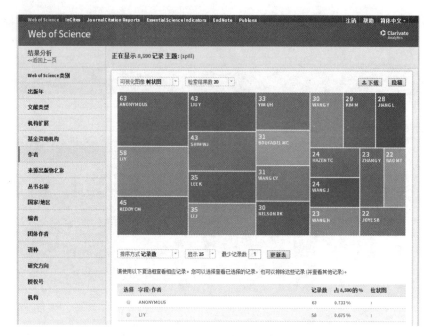

图 6-23 Web of Science™核心合集作者检索结果页面

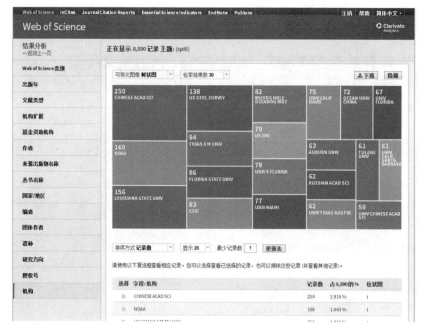

图 6-24 Web of Science™核心合集机构检索结果分析

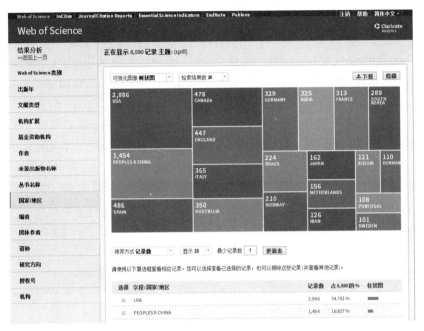

图 6-25　Web of Science™核心合集国家/地区检索结果分析

（五）输出记录

在检索结果页面的最上方或下方有打印、E-mail、保存至 EndNote online、保存至 EndNote desktop、保存到 Incites 和保存为其他文件格式等（见图 6-19）。结果输出记录步骤：首先在检索结果界面进行输出结果的选择，如在界面直接勾选或选择页面上的所有记录或具体的记录数进行记录选择，然后进行记录内容选择［作者、标题、来源出版物（包含摘要与否）、全记录（包含引文的参考文献与否）］，最后将记录输出，输出的格式有 BibTex、HTML、纯文本等格式，Web of Science™所有数据库输出形式下能保存到 Incites，也可将所选记录添加到标记结果列表。

第三节　SpringerLink 数据库

一、SpringerLink 数据库概述

（一）基本情况

施普林格（Springer-Verlag）于 1842 年在德国柏林创立，是世界上著名的科技出版集团之一，在科学、技术和医学出版领域处于领先地位，主要出版科技图书和期刊，每年出版 8000 余种科技图书和约 2200 余种科技期刊。1996 年开始推出电子期刊全文

数据库检索平台 SpringerLink，作为是全球第一个电子期刊全文数据库，其收录文献超过 800 万篇。2002 年 7 月开始，Springer 公司在中国开通了 SpringerLink 服务（http：//link. springer. com），读者通过 SpringerLink 平台可以访问 Springer 出版近 600 多种高品质的生物与生命科学、医学等全文期刊。2010 年，SpringerLink 以大量的用户使用研究为基础推出第四代界面，全面提升了用户界面和功能，使用户在更短时间内获得更精准的检索结果和相关内容。SpringLink 数据库支持英文和德文检索，方便了来自多个国家的掌握不同语言的用户，已经出版超过 150 位诺贝尔奖得主的著作，正为全世界 600 家企业客户、超过 35000 个机构提供服务。SpringerLink 收录的期刊学术价值较高，大部分是被 SCI、SSCI 和 EI 收录的核心期刊，而且大部分期刊优先以电子方式出版，往往先于印刷出版，大大提高了出版效率，缩短了科学研究成功发表过程所需的时间。

（二）收录范围

SpringerLink 收录文献分布面较广，覆盖理、工、医、农、文等各个领域，其中生物医学和生命科学类收录最多。SpringLink 将收录文献划分为 24 个学科，包括生物医学（Biomedicine）、经营管理（Business and Management）、化学（Chemistry）、计算机科学（Computer Science）、地球科学（Earth Science）、经济学（Economics）、教育学（Education）、工程学（Engineering）、环境科学（Environment）、地理（Geography）、历史（History）、法律（Law）、生命科学（Life Sciences）、文学（Literature）、材料科学（Materials Science）、数学（Mathematics）、医疗与公共卫生（Medicine&Public Health）、药学（Pharmacy）、哲学（Philosophy）、物理学（Physics）、政治学及国际关系（Political Science and International Relations）、心理学（Psychology）、社会科学＊Social Sciences）、统计学（Statistics）。

SpringerLink 平台是 Springer 公司开发出的最快、最智能化的研究平台，它将期刊、丛书、图书和参考工具书等多种出版物形式整合于同一平台，满足了不同用户的检索需求。截至 2017 年 6 月底，SpringLink 平台可访问 3000 多种经同行评审的全文期刊（Journals），包括近 600 万篇期刊文章（Articles），90 多万篇会议文献（Conference Papers）；18 多万种图书（Books），4000 多种丛书（Book Series），近 400 万篇图书章节（Chapters）；近 48 万本参考书（Reference Work Entries）及 46000 多条实验室指南（Protocols）。

二、SpringerLink 数据库检索方法

（一）SpringerLink 平台功能分区

SpringerLink 主页分成三个部分：搜索功能区、浏览功能区、内容区（见图 6 - 26）。

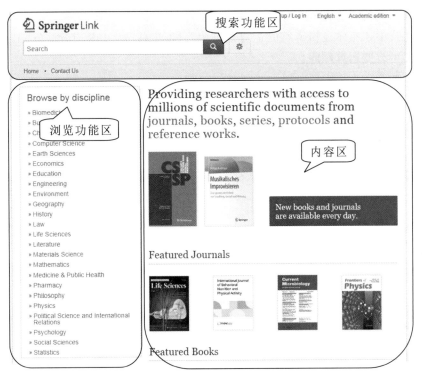

图 6-26　SpringerLink **检索主界面**

1. 搜索功能区

用户可通过搜索功能浏览 SpringerLink 的内容，同时还提供高级搜索和搜索帮助。

2. 浏览功能区

浏览功能按学科将文献分为 24 个科学领域，若点击某个学科，将会进入该学科的文献页面。同时还可通过文献的类型来浏览，SpringLink 文献类型包括 Articles（期刊论文）、Chapters（图书）、Conference Papers（会议文献）、Reference Work Entries（参考工具书）、Protocols（实验室指南）五种。

3. 内容区

在内容区域内会按颜色识别客户类别，其中橙色代表匿名用户，粉色代表可识别客户。当某用户在可识别的 IP 范围内登入时，该用户将自动识别为该机构的一部分，同时，用户登入时所用的邮箱和密码也可进行识别。内容区域还会显示每天推荐的新特殊期刊（Featured Journalist）和图书（Featured Books）封面，这些内容均有超链接功能。

（二）检索规则

灵活地应用检索技术可以使检索结果更精确，SpringerLink 检索技术包括：

1. 布尔逻辑检索

系统采用"AND"或"&"代表布尔逻辑"与"，"OR"或者"/"代表布尔逻辑

"或"，"NOT"代表布尔逻辑"非"，不区分大小写。空格默认布尔逻辑"与"运算。在一个表达式中，布尔逻辑算符的运算规则为：NOT 优先，OR 其次，AND 最后，通过括号（）可改变运算顺序。

2. 字符字段

用字段代码限制检索的字段范围。常用的检索字段代码有：Title（ti）、Summary（su）、ISSN（issn）、DOI（doi）等。

3. 截词检索

通配符"?"代替单词中的一个字符，"＊"代替单词中的零个至多个字符，扩展检索范围。

4. 位置检索

系统提供"NEAR"和"ONEAR"两种位置运算符来限定检索词之间的位置关系。"NNEAR/n（n＜10）"，表示两个检索词之间最多可以插入 n 个词，位置不受限定；"ONEAR/n（n＜10）"表示两个检索词之间最多可以插入 n 个词，位置前后顺序固定。

5. 词根检索

检索时，系统会自动进行词根检索，即在检索框内输入检索词时，能同时检索到以所输入词的词根为基础的派生词。如输入检索词"controlling"，系统会同时检索"control""controlled""controller"等词汇。

6. 词组/短语检索

使用英文半角双引号作为词组/短语算符，在检索时，系统将英文双引号内的几个词当作一个词组来看待。短语检索时，系统仍然会对检索词进行自动词根检索。

除支持布尔逻辑运算检索、截词检索（如输入 child＊，可以命中含有相同词根的词，即命中 child、children）、精确检索、字段限定检索［如 ti：（leukaemia）］外，还支持单复数检索和特殊符号检索。当短语中包含标点符号、连接符等特殊符号时，系统会将特殊符号识别为空格，同时检索出包含标点符号、连接符等特殊符号的记录。如输入"antigen antibody"和输入"antigen－antibody"检索结果一致。

（三）检索途径/方式

1. 浏览检索

（1）按学科分类浏览（Browse by discipline）：SpringerLink 平台目前可以浏览 24 个学科领域的文献内容（见图 6-27），如天文学（Astronomy）、生物医学（Biomedical Sciences）、生命科学（Life Sciences）、化学（Chemistry）、环境科学（Environmental Science）、工程学（Engineering）、法律（Law）、数学（Mathematics）、医学（Medicine）等。如果点击某个学科名称，即进入该学科的新页面。

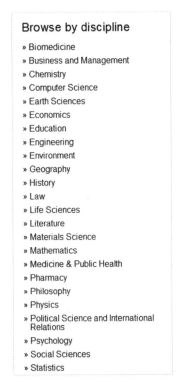

图 6-27　SpringerLink **学科浏览**

（2）按出版物类型浏览（Browse resources）：在学科导航框的下方，SpringerLink
可以按照出版物的不同类型进行浏览（见图 6-28）。浏览的文献类型有期刊文章
（Article）、图书章节（Chapters）、会议文献（Conference Papers）、参考工具书
（Reference Work Entries）、实验室指南（Protocols）5 种类型。

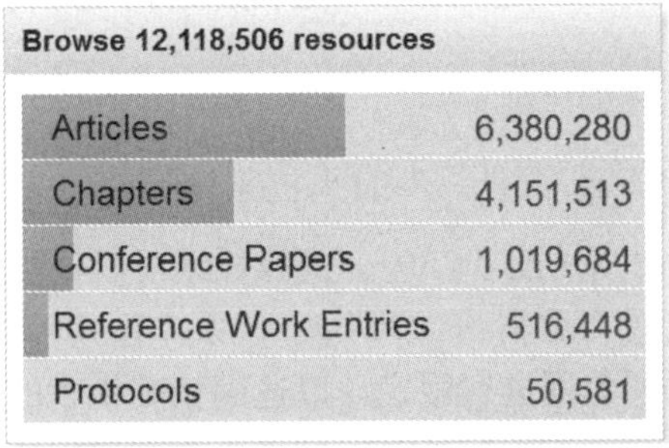

Browse 12,118,506 resources	
Articles	6,380,280
Chapters	4,151,513
Conference Papers	1,019,684
Reference Work Entries	516,448
Protocols	50,581

图 6-28　SpringLink **文献类型浏览**

实验室指南是该数据库的特色，它详细、精确的实验操作记录，是一种标准化的、
可在实验室再现的"配方"或"方法"，包括操作步骤、实验必需的原材料清单、注释
和提醒，提醒使用者在实验过程中需要注意的问题以及如何解决问题。SpringerLink
Protocols 内容经过同行评议，内容广泛而有深度，能帮助科研人员正确选择从而节约
时间并增加实验成功的可能性。SpringerLink Protocols 会根据科技的发展及时地更新

内容，有大量经过实际应用的补充材料，能帮助研究者重现实验。另外，SpringerLink Protocols 还针对实验设备不够先进的实验室有选择性地选择实验室指南。SpringerLink Protocols 实验室指南数据库收录超过 18000 条分子生物学及生物医学的实验室指南，是全球最大的经同行评议的在线实验室指南数据库之一。数据库涵盖 1983 年至今的内容，数据每周更新。学科范围包括生物化学、生物信息学、生物工艺、癌症研究、细胞生物学、遗传/基因、成像/放射医学、免疫学、分子医学、神经系统科学、药理学/毒物学、植物科学、蛋白质科学等。内容主要来自以下著名丛书，包括《分子生物学方法》（*Methods in Molecular Biology*）、《分子医学方法》（*Methods in Molecular Medicine*）、《生物技术方法》（*Methods in Biotechnology*）、《药理学与毒物学方法》（*Methods in Pharmacology and Toxicology*）和《神经方法》（*Neuromethods*）等。点击"Protocols"进入实验室指南检索界面，可按内容类型、学科、子学科、出版物和语种进行二次检索，进而检索到所需的方法指南。

2. 快速检索

快速检索是 SpringerLink 默认的检索方式，直接在输入框中输入任意检索词或词组，也可以是逻辑算符 AND、OR、NOT 组合的检索式。系统默认在全字段进行检索全部文献类型。输入检索词时有自动建议相关检索词的功能（见图 6−29）。

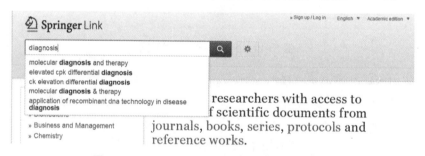

图 6−29　SpringLink 快速检索及自动建议功能

3. 高级检索

用户可以通过高级检索选项进一步缩小检索范围，点击 ⚙ ，选择"Advanced Search"进入高级检索界面（见图 6−30）。高级检索可以提供篇名、作者、短语等多字段检索，多个检索条件之间为逻辑与（AND）关系。用户可在一个或多个检索词输入框中输入检索词，对检索词范围进行限定，以达到精确检索的目的（见图 6−31）。

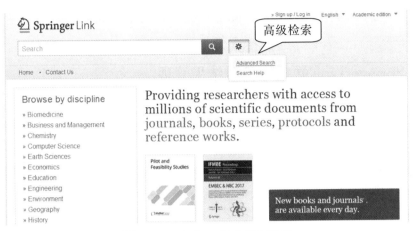

图 6-30 SpringerLink 高级检索

图 6-31 SpringerLink 高级检索

如图 6-31 所示，高级检索提供了多种检索限定选择：包含全部检索词（with all of the words）、词组精确匹配（with the exact phrase）、包含至少一个检索词（with at least one of the words）、不包含该检索词（without the words）、标题包含（where the title contains）、作者或编者是（where the author/editor is）以及限定出版年（show documents published between/in）。此外，用户还可以限定在所在机构的访问权限内搜索。例如：检索论文篇名中含有阿司匹林但非药理学方面的文献，可以在 "where the title contains"后面输入框中输入"aspirin",在"without the words"后面输入框中输入"pharmacology",点击 Search 得出检索结果。

三、SpringerLink 数据库检索结果管理

（一）检索结果显示

在检索结果页面中（见图 6-32），检索结果列表上方显示命中文献数和搜索策略，系统默认显示记录的文献类型（包括期刊论文、丛书、图书章节、指南、参考工具书）、标题、摘要、作者、出处、下载或浏览等内容。默认情况下，系统将显示所有的检索结果，若只想看到权限范围内的检索结果，可以取消在页面左上角黄色框内 Include Preview-Only content 的勾选。

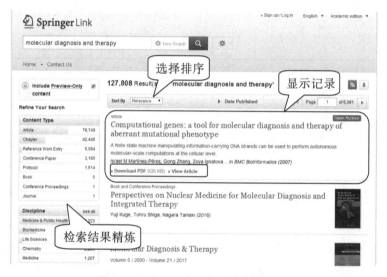

图 6-32　SpringerLink 检索结果显示

点击检索结果列表中单篇文献的题名链接，即进入该文献的页面（见图 6-33）。系统默认提供信息包括出版物书目信息、文摘信息（Abstract）、内容预览（Proview）、参考文献列表（通过参考文献后的"CrossRef"链接，大部分的参考文献可以链接到原始出处）、版权信息（Copyright information）、文献有关信息（About this paper），此处列出该文献详细的题录信息，文献涉及的主题和关键词，系统为主题提供链接指向一个相关主题的检索结果列表。此外，在检索结果页面右侧还可以选择引用、分享该文献。

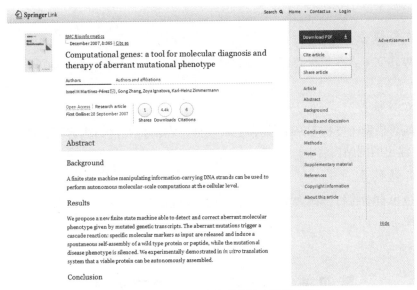

图 6－33　SpringerLink 单篇文献显示页面

（二）检索结果处理

1．检索结果排序

在结果记录的上方，通过检索结果上方"Sort by"右侧的下拉列表可选择排序的方式，除系统默认按相关度（Relevance）排序外，还可选择按时间由新到旧（Newest First）和由旧到新（Oldest First）进行排序。

2．限定出版年

点击检索结果列表上方的"Date Published"可以把检索结果精确定位到具体的出版年限。通过"Page"进行页码跳转，在页面右上方，点击箭头可以下载 CSV（Comma Separated Value，逗号分隔符文本文件）格式的文件。

3．检索结果精炼

在页面左侧栏，系统提供了聚类选项（Refine Your Search）帮助用户精炼优化检索到的文献。聚类选择具体包括文献类型（Content Type）、科学（Discipline）、子学科（Subdiscipline）、语种（Language）等，点击类目名称则系统将显示该类目下的结果。

（三）检索结果输出

系统提供 View Article、Look inside、Get access、下载和打印等输出方式。其中 View Article 是浏览 HTML 格式文献；Look inside 为快速预览模式；Get access 是指没有权限获取全文，用户要购买的文献；Download PDF 指可获取的全文文献，以 PDF 格式下载。打开 PDF 文件后，点击右键"打印"或 PDF 阅读器的打印按钮，完成打印。

（四）个性化服务

在 SpringLink 平台申请建立个人账号后，可以使用"My SpringerLink"个性化服务功能。

1. 收藏服务

用户可建立个人收藏夹，保存搜索结果。只需打开个人收藏夹，即可直接找到感兴趣的文献。

2. RSS 服务

客户端可借助于支持 RSS 的聚合工具软件，在不打开网站内容页面的情况下阅读支持 RSS 输出的网站内容。

3. 定题服务

系统也可自动将符合检索策略的最新文献（包括在 Online First 的内容）输出到指定 E-mail。

第四节　Ovid LWW 外文数据库

一、概述

Wolters Kluwer（威科）集团是全球五大出版集团之一，Ovid 隶属于威科集团的健康出版事业集团。Ovid LWW 收录 280 种医学期刊，其中超过 60% 的期刊被 SCI 收录，能够综合反映当今全球医学发展上的领先水平，也为全球众多医师、专业临床医生、护理人员和医科学生提供高质量医学文献资源。期刊涵盖综合及专业领域，以临床医学及护理学方面的期刊尤为突出。

二、登录数据库平台

Ovid LWW 数据库访问地址：http://ovidsp. ovid. com/autologin. html。

通过网址进入 OvidSP 数据库服务平台。为了达到更快更好的检索效果，使用具有快速 JavaScript 引擎的浏览器访问 OvidSP 平台。建议使用 FireFox 3.6 或 Internet Explorer 8 及以上版本的浏览器。

三、选择检索资源

（1）选择一个资源：单击某个资源的名字即可选中该资源进行检索；或者点击某个资源名字前的复选框再点击打开已选资源按钮。

（2）选择多个资源：逐个点击资源名字前的复选框，再点击打开已选资源按钮。

注意：选择多个资源可能会影响独立数据库的特有功能（如主题匹配将不能使用）。若要更改资源，请点击变更按钮，进入选择检索资源方框。您可选择一项或多项新的资源，再点击打开选择的资源并进行检索，将之前的检索在新资源中重新执行。

本校已经购买的数据库的"Search LWW Total Access Collection of Chengdu TCM University"。

四、检索方法

在检索页面可以点击简体中文选择语言。点击 OvidSP 平台数据库名字前方 🛈 图标，即可打开数据库指南页面。该页面包含了数据库的简要说明、字段指引（Fields）、限制条件和检索工具等（见图 6－34）。

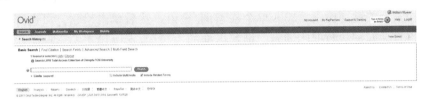

图 6－34　Ovid LWW 数据库主页面

在最上方的主导航栏中选择检索，然后选择一个检索模式。主导航栏提供期刊浏览，多媒体提供视频与图像内容浏览，我的工作区提供我的项目、检索与提醒以及我的 eTOCs（期刊电子目录）等各项个人账号服务。

（一）基本检索

基本检索即自然语言检索，作为该数据库的默认检索方式，用户可以不必考虑检索语言和语法规则，自由输入检索词或检索语句，系统会自动分析检索语句，并对检索词的各种词形加以检索，还可将常用的缩写形式自动转换为全称。使用基本检索功能时，应尽量避免使用动词来表达检索语义。基本检索还提供字段限定检索、拼写检查、包含相关词和对检索结果进行条件限制等检索功能（见图 6－35）。

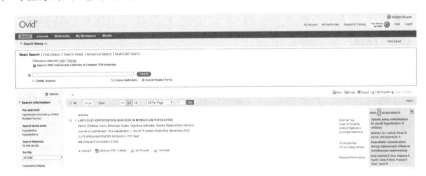

图 6－35　Ovid LWW 数据库检索页面

可在两处实现常用限制检索功能：

一种方式是在检索输入框下，直接点击"常用限制"（Limits），打开条件限制选项，内容包括有文摘的文献（Articles with Abstracts）、每日更新文献（Daily Update）、心理学子集（PsycARTICLES）、原始文献（Original Articles）、综述

（Reviews Articles）和文献发表年限（Publication Year）；另外一种方式是更多限制（Additional Limits），包括带有图片的文章（Articles with Graphics）、期刊所属子辑（Journal Subsets）和出版类型（Publication Types）等。

只有在基本检索模式下，可检索到开放访问（Open Access）的医学期刊全文。点击▼打开或隐藏开放访问结果工具；点击查看所有开放访问的内容可以显示所有开放访问检索结果。

（二）高级检索（Advanced Search）

高级检索为关键词检索，输入单个检索词/短语，然后单击检索。可选择主题词自动匹配，将自动匹配从数据库词表中推荐标准的主题词/术语用于检索。关键词通常包括标题、摘要、期刊名或书名，以及其他用于一般主题检索的字段；打开检索历史，点击选中的检索策略前的复选框，点击 AND 或 OR 按钮，对之前的检索策略进行合并；也可在检索框中以 AND、OR 或 NOT 连接之前执行过的检索策略之序号，合并检索；可检索（文章）作者、标题、期刊名或书名。

（三）多字段检索（Multi－Field Search）

多字段检索可限定检索词出现的字段，使用逻辑运算符 AND、OR 或 NOT 对多项检索条件进行组合，生成比较复杂的检索式。输入检索词，通过字段菜单指定字段；选择 AND、OR 或 NOT 来组合；单击"＋新增字段"来添加更多检索框。

（四）字段检索（Search Field）

字段检索可根据数据库字段项的内容进行有针对性的检索，可选择一项进行检索，也可选择多项进行组合检索。输入一个词或短语，选择一个或多个字段，然后点击检索或显示索引数据按钮进行检索或浏览。浏览索引时，字段代码会出现在每个术语词后面，并显示数据库中收录的记录数。选择所有相关条目并单击检索挑选的索引项。

（五）引文检索（Find Citation）

引文检索是 Ovid LWW 检索系统为用户提供的一项用户查找特定文献的功能。它可通过文献篇名、刊名、著者姓名，文献出版的年、卷、期和页码，索取号和数学文献识别符等进行查询。

五、检索结果的处理

检索结果的显示与输出包括文献题录显示与输出、全文显示与输出。

（一）文献题录显示与输出

在检索结果的显示栏中可以进行"字段""结果格式""动作"（即输出方法）等选择。

1. 在字段选择方面

可选择题录格式（题名、著者、出处）、题录格式＋摘要、题录格式＋摘要＋主题词、详细题录信息。

2. 在结果排序方面

可选择著者、题名、刊名作为主要字段或者次要字段组配进行排序。

3. 在结果格式选择方面

可以选择 Ovid、BRS/Tagged、Reprint/Medlars、Brief（Titles）Display、直接输出，并且可以选择"包含检索历史"或者"包含每篇记录中的链接地址"。

4. 在动作（输出方法）选择方面

包括在线显示、打印预览、电邮发送、直接保存。

（二）全文显示与输出

在检索结果的题录列表中的"PDF 全文"链接，点击后即可显示其全文。在每条题录信息的最下方可以点击"Find Similar"查询相似文献，也可点击"Find Citing Articles"查询引用文献。

第五节　EBSCO

一、概述

EBSCO 是目前世界上最大的提供学术文献服务的专业公司之一，开发了 300 多个在线文献数据库产品，涉及自然科学、社会科学、生物医学、人文艺术等多学科领域，提供数据库，期刊、文献订购及出版等服务，总部在美国，在全球 22 个国家设有办事处。

（一）学术期刊集成数据库（Academic Source Premier，ASP）

ASP 是当今全世界最大的多学科学术期刊全文数据库，提供丰富的学术类全文期刊资源，包括社会科学和自然科学的综合性期刊。主要有生物科学、医学、政治、工程、教育、社会学、物理、艺术、文学等领域的 4700 多种期刊的全文、文摘和索引，其中包括 3600 多种同行评审期刊（Peer Reviewed）。被 SCI、SSCI 收录的文摘有 3975 种，全文有 1496 种。内容涉及几乎所有学术研究领域的信息。全文可追溯到 1965 年或更早年代的 PDF 资料。

（二）商业资源集成全文数据库（Business Source Premier，BSP）

BSP 是世界上最大的全文商业数据库，是一个侧重经济、管理和金融领域的专业性的全文数据库，提供近 2300 多种学术性商业期刊及其他来源的全文。其中包括 1100 多种同行评审期刊（Peer Reviewed）。这个数据库提供的全文数据回溯到 1886 年。

二、登录数据库

进入我校图书馆主页，点击数字资源，再点击外文资源旁边的更多，进入下一页面。点击 EBSCO 外文数据库，进入数据库。选择数据库，进入数据库检索主页（见图 6-36）。如果要对某个数据库单独进行检索，只需点击这个数据库的名称。

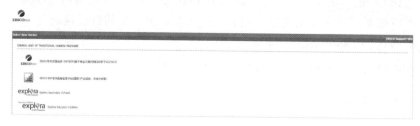

图 6-36　EBSCO 数据库主页面

三、检索方法

（一）基本检索

基本检索作为页面默认的检索方式，用户在检索框内输入检索词后进行检索，页面默认检索模式是布尔逻辑，输入的检索词越多，检索就越准确。基本检索也可进行"检索选项"的选择。

1. 检索模式和扩展条件

检索模式有布尔逻辑、查找全部检索词语、查找任何检索词语以及智能文本检索四种模式。扩展选项：使用扩展选项使检索结果增多，增加查全率。在未选定此选项的情况下，系统会在文章名、作者、期刊名、摘要等默认检索字段中进行检索，有同时在文章全文范围内搜索、运用相关词语、应用对等科目三个扩展选项。

2. 限制结果

使用限定选项可以得到较少的检索结果，提高查准率。如：限定"全文"则检索结果显示有全文的检索结果。限定选项会因选用的检索方式（基本检索、高级检索）和检索的数据库的不同而不同。如全文：只检索有全文的文章。有参考：显示参考文献项。学术（同行评审）期刊：检索有专家评审的学术期刊中的文章。出版日期：限定文章的出版时间范围。出版物：只检索发表在指定类型的出版物上的文章。图像快速查看以及类型：限定有图片的文献。限制结果选项可单选也可多选。另外还有特殊限制条件用于不同的数据资源。

3. 显示结果

点击"搜索"按钮，开始检索并显示检索结果。

（二）高级检索

检索步骤：①检索选项（参见基本检索部分）。②输入检索词，选择检索字段，指定关键词之间的逻辑关系。③点击"搜索"按钮，开始检索并显示检索结果。高级关键词检索提供更多检索方式和检索选项，适合有各种需求的读者使用，使检索更加便捷、准确。"搜索历史记录"功能帮助使用者记忆检索过程、方便表达式构建，是进行复杂检索的有效工具。

（三）出版物浏览/检索

检索步骤方法：在页面的最上方，点击"出版物"，下拉菜单中显示"ASP、BSP"等 7 种数据资源，选择一种进入相关出版物窗口。①浏览/检索方法：按字母顺序查找，按主题和说明查找，匹配任意关键字查找。②点击出版物名，显示年卷信息；点击年卷，显示卷期信息。③点击卷期，显示所载文章篇名等记录结果。

四、结果处理

在检索结果中，如果出现"HTML Full Text"（文本型全文）或"PDF Full Text"（PDF 格式全文）标示，则表示系统提供文献全文。可根据需要对检索结果进行浏览、选择（添加到收藏夹）、E－mail 发送、下载复制、存盘、打印等。使用"Print、E－mail、Save"功能处理检索结果：点击按钮后，可根据个人需要，选择相应的形式和内容打印、保存或 E－mail 发送检索结果。

第六节　ScienceDirect

一、概述

ScienceDirect 是 Elsevier 出版社的全文数据库平台，是全世界最大的 STM（科学、科技、医学）全文与书目电子资源数据库，包含超过 2500 种同行评审期刊与 3 万余本电子书，内容涉及农业和生物科学、化学和化学工程学、临床医学、计算机科学、地球和行星学、工程、能量和技术、环境科学与技术、生命科学、材料科学、数学、物理学、天文学、社会科学等共计 1000 万余篇文献。这些文章来自权威作者的研究等，受到来自全球的研究人员的阅读和青睐，如 The Lancet、Cell、Tetrahedron Letters、The Handbooks in Economics Series 等重要期刊，以及 International Encyclopedia of the Social and Behavioral Sciences 等，皆可在 ScienceDirect 中获得。

访问地址：https：//www. sciencedirect. com.

二、检索方法

（一）简单检索

ScienceDirect 任何界面的上端都设有基本检索区，方便用户进行快速查找文献。检索字段包括所有字段、著者姓名、期刊/图书名称、卷、期、页码等。检索时可以选择其中一项或几项内容进行检索，不同字段之间显示为"逻辑与"的关系。点击"搜索"按钮进行检索，如进行词组或短语检索，则需使用半角双引号。

（二）高级检索

如果需要进行更详细的检索，在简单检索的界面上，点击"Advanced search"进入高级检索界面。

高级检索提供两个检索词输入框，可以分别输入单词、词组并进行布尔逻辑组配运算。输入框后的字段限制选项默认为"All Fields"，还可对文摘、题目、关键词、作者、出版物名称等多个检索字段进行限制选择。高级检索同时还提供文献来源、学科主题、时间范围等限定检索。

（三）专家检索

点击高级检索界面中的"Expert search"进入专家检索界面，该检索方法需要直接建构检索表达式，该检索方法适合于专业检索人员使用。

（四）浏览途径

进入 SDOL 数据库主页的默认界面，检索输入框的下方即为浏览栏。可以按照学科主题（Browse publications by subject）或按照出版物名称字顺（Browse publications by title）浏览该数据库收录的期刊或图书内容。

1. **按学科主题浏览（Browse publications by subject）**

系统按照物理学科与工程学（Physical Sciences and Engineering）、生命科学（Life Sciences）、健康科学（Health Sciences）以及社会学与人文学科（Social Sciences and Humanities）四大类分列出了 24 个学科主题，点击每一学科主题可浏览所选主题的出版物信息。

2. **按出版物名称字顺（Browse publications by title）**

系统将所有出版物按字母顺序排列，出版物名称后面显示该出版物的文献类型是期刊还是图书，是否有免费全文等信息。

（五）个性化服务

ScienceDirect 可以免费注册个人账号，登录后可以定制个性化主页、查看检索历史、添加期刊或图书收藏夹、保存检索策略和检索结果及定制聚合内容等服务。

三、检索结果管理

执行检索后，在检索结果页面上方显示结果数量。命中文献信息包括论文题目、出版物名称、卷期、出版日期等基本内容。每条记录后面都有一个书页型小图标，橙色代表开放存取文献，可以下载全文，绿色代表可以查看该论文全文，灰色只能查看文摘信息。在检索结果显示界面，点击"Relevance"，系统按照检索结果的相关度和发表时间进行排序。在检索结果页面的左侧有"Refine filters"，可以对检索结果进行精确提炼。点击相应的按钮，可以将检索结果直接导入文献管理软件中，或者以 RIS、BibTeX、Text 格式将结果导出后再导入其他文献管理软件，对文献进行管理。

学习小结：

PubMed 数据库的收录范围和功能特点、检索规则、检索方式及检索结果管理，SCI 数据库收录范围、检索规则、检索方式及检索结果管理，SpringLink 数据库收录范围、检索规则、检索方式及检索结果管理，Ovid、EBSCO、ScienceDirect 等外文全文数据库的检索方法与技巧。

复习思考题：

1. PubMed 支持哪些检索规则，其检索途径有哪些？
2. SCI 支持哪些检索规则，其检索途径有哪些？
3. SpringLink 的浏览功能有哪些？
4. Ovid 支持哪些检索方法？
5. 外文文献数据库中，检索结果太多时，应如何具体缩小检索范围？

参考文献：

[1] 高巧林，章新友. 医学文献检索 [M]. 北京：人民卫生出版社，2016.
[2] 薛晓芳，郝继英，陈锐. 生物医学信息检索与利用 [M]. 北京：军事医学科学出版社，2015.
[3] 蒋葵，董建成. 医学信息检索教程 [M]. 南京：东南大学出版社，2015.
[4] 赵鸿萍. 药学信息检索教程 [M]. 南京：东南大学出版社，2015.
[5] 刘桂锋. 医学信息检索与利用 [M]. 镇江：江苏大学出版社，2015.
[6] 张稚鲲，李文林. 信息检索与利用 [M]. 南京：南京大学出版社，2015.
[7] 姜燕. 现代医学信息资源检索与利用探究 [M]. 北京：中国水利水电出版社，2015.
[8] 毕玉侠. 药学信息检索与利用 [M]. 北京：中国医药科技出版社，2015.
[9] 徐云，张倩. 医学信息检索 [M]. 2 版. 武汉：华中科技大学出版社，2015.
[10] 陆伟路. 中西医文献检索 [M]. 北京：中国中医药出版社，2016.

第七章　网络信息资源获取

学习目的

通过本章学习，能够从互联网上直接获取多种类型、内容丰富新颖或免费的医学文献，充分利用网络资源的优势，补充文献数据库检索的不足。

学习要点

1. 了解网络搜索引擎的特点和常见类型，网络信息资源获取的一般方法。
2. 了解开放获取的定义，重要医学开放获取资源类型。
3. 其他网络资源简介。

第一节　网络搜索引擎

一、搜索引擎概述

（一）搜索引擎定义

搜索引擎来自英文"Search Engine"。其定义有广义和狭义之分。广义上是指一种基于网络的信息查询系统，包括信息存取、信息组织和信息检索；狭义上是指一种为搜索网络上的页面而设计的检索软件（系统），如 Robot、Spiders 等对互联网资源进行搜索，组织并提供检索的信息服务系统。

（二）搜索引擎工作原理

搜索引擎利用网络自动快速索引技术、动态缓存技术、分布计算技术、内容评价技术等多种技术手段，对互联网各种资源进行有效的组织、标引，并为检索者提供检索。

搜索引擎主要通过三种途径取得资源和网址：利用网上机器人程序对互联网自动搜索，读者向搜索引擎推荐网址，手工搜集网上资源。

搜索引擎一般由四部分组成，即资源采集系统、数据标引和组织系统、索引数据库和数据检索平台、用户检索界面。其工作原理图见图 7−1。

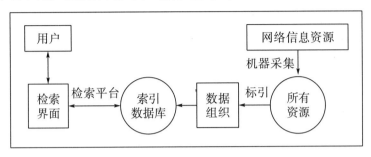

图 7−1 搜索引擎原理图

（三）搜索引擎分类

1. 根据检索原理分类

（1）全文搜索引擎：主要通过关键词建立搜索链接。采用 Robot、Spider、Crawler、Worm 等搜索程序自动搜索和标引各个网站的信息来建立和更新其索引数据库。用户在检索界面输入关键词，经关键词和索引数据库中的标引词进行匹配，系统将匹配出的记录按一定的顺序返回给用户。目前大部分搜索引擎均为全文搜索引擎，例如 Google、百度、必应等。

（2）目录搜索引擎：主要通过目录浏览建立搜索链接。采用机器或人工方式采集网页并按一定的分类原理（如学科分类）进行分类，建立目录（如树状等级目录）。用户浏览分类目录平台，按目录类别查找，例如早期的 Yahoo! 等。目前纯目录式搜索引擎已不多见，多作为全文搜索引擎的补充。

2. 根据检索内容分类

（1）综合性搜索引擎：查找一般所有类别信息的搜索引擎。其收录的信息涉及面广、包罗万象，也称通用搜索引擎。例如 Google、百度、必应等搜索平台的主搜索界面均为综合性搜索引擎。

（2）专业搜索引擎：查找某一类别信息的搜索引擎。它的搜索范围比综合性搜索引擎窄。例如，按资源应用类型搜索的学术资源搜索引擎有 Google 学术、百度学术等，按资源内容类别搜索的医学专业的搜索引擎有 Medical Matrix、Medscape 等。

（3）专题搜索引擎：查找某一专指性信息资源的搜索引擎。它的搜索范围在专业搜索引擎的基础上进一步收窄。例如，美国宾夕法尼亚大学癌症中心开发的癌症信息检索系统 Oncolink，可利用该引擎迅速、准确和全面地获取肿瘤方面的各种信息，但不收录肿瘤以外的其他信息资源。

3. 根据检索范围分类

（1）独立型搜索引擎：独立型搜索引擎拥有自己的索引数据库，可向用户提供基于自身数据库的查询服务。例如目录式搜索引擎和全文搜索引擎都属于独立型搜索引擎。

（2）元搜索引擎：元搜索引擎没有自己的索引数据库，而是通过集成多个独立性搜索引擎来查找信息，也称集合性搜索引擎。它将用户的检索请求传送给集成平台下的多个独立搜索引擎进行检索，然后将反馈结果经过筛选组织后在集成平台上以统一的形式返回给用户。元搜索引擎的优势在于可以屏蔽独立性搜索引擎的结构差异，弥补独立性搜索引擎的搜索盲区，例如 Dogpile、Clusty、Mamma、万维搜索等。

二、主要综合性搜索引擎

1. 百度（http://www.baidu.com）

百度是由李彦宏、徐勇 2000 年 1 月创立于北京中关村的全球最大的中文搜索引擎，主要提供中文（简/繁体）网页搜索服务，致力于向人们提供"简单、可依赖"的信息获取方式。目前，有超过 10 亿的中文网页数据库。

（1）网页基本检索。百度默认基本检索方式是以关键词精确匹配方式检索。在基本检索页面提供单个搜索框用以输入关键词，以小图标的方式给出最新的搜索产品链接（见图 7-2），图中给出的"⑥"图标表示其有图片搜索功能。

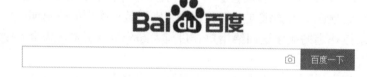

图 7-2 百度基本检索界面

检索结果默认按相关度排序显示。同时提供百度快照功能，该功能在百度服务器上保存了几乎所有网站的大部分页面。如果在网站有错误编码或文章已删除等情况，可利用百度快照正常浏览网页中的文本信息。

为了提高检索质量，百度结果显示提供"广告""官网"等标签帮助用户区分有效信息。在结果显示的第一页下方和右方，提供新闻类专题检索结果、相关搜索、剩余检索结果页面链接，方便用户查询与关键词有关的其他信息。

【检索示例】用百度基本检索功能检索"糖尿病的中医药治疗方法"。

分析：提取关键词"糖尿病""中医药""治疗"。

检索步骤：在检索框中输入上述三个关键词，点击"百度一下"按钮，结果见图 7-3。

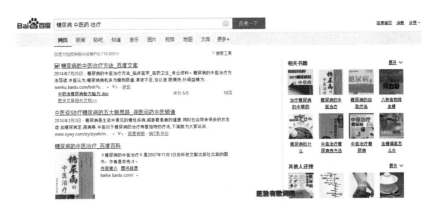

图 7-3　百度简单搜索示例

检索结果：搜索引擎使用中最重要的环节是检索结果分析和获取。第一步，浏览：从上向下阅读检索结果，显示内容为输入框和检索词、信息类型（导航栏中的黑体"网页"）、检索结果数量、检索结果相关度排序及内容类别（页面正文）、相关搜索、更多页面链接；从左向右阅读是检索结果、相关信息资料。第二步，分析：在检索结果相关度排序正文中，可以看到百度文库、百度百科、网页、新闻、书籍、百度学术等各种类型的搜索结果，可根据需要进一步点击相关链接深入阅读或根据分析评价转换检索词继续检索。

（2）网页高级检索。通过首页右上角的"设置"中"搜索设置""高级搜索"进入高级检索界面。百度支持"-"号、"."号、"|"号、"link："、"《》"号等特殊检索命令，可直接在基本检索框中编辑检索式，完成高级检索命令。

"搜索设置"提供对基本检索界面的检索设置，见图 7-4。

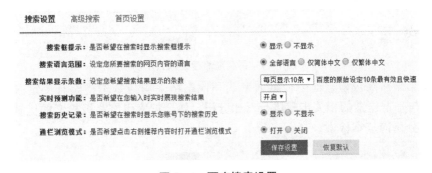

图 7-4　百度搜索设置

"高级搜索"用"搜索结果"中四个检索框提供逻辑与、精确检索、逻辑或、逻辑非的检索符参与检索运算。提供时间、文档格式等限定条件的精确检索方式，见图 7-5。

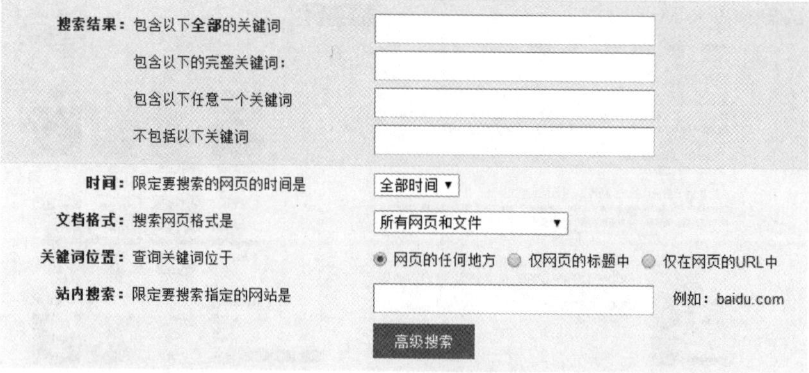

搜索结果：包含以下**全部**的关键词		
包含以下的完整关键词：		
包含以下任意一个关键词		
不包括以下关键词		
时间：限定要搜索的网页的时间是	全部时间 ▼	
文档格式：搜索网页格式是	所有网页和文件 ▼	
关键词位置：查询关键词位于	◉ 网页的任何地方 ◯ 仅网页的标题中 ◯ 仅在网页的URL中	
站内搜索：限定要搜索指定的网站是		例如：baidu.com
	高级搜索	

图7-5　百度高级搜索设置

【检索示例】用百度高级搜索功能检索"糖尿病的中医药治疗方法"。

分析：第一步，提取关键词"糖尿病""中医药""治疗"。第二步，分析关键词之间关系，三个关键词是"AND"关系；"糖尿病"是专有名词，必须使用完整检索词（即精确匹配）。第三步，想知道最新进展，可对时间作限制。

检索步骤：在检索框中各部分输入检索词，见图7-6。

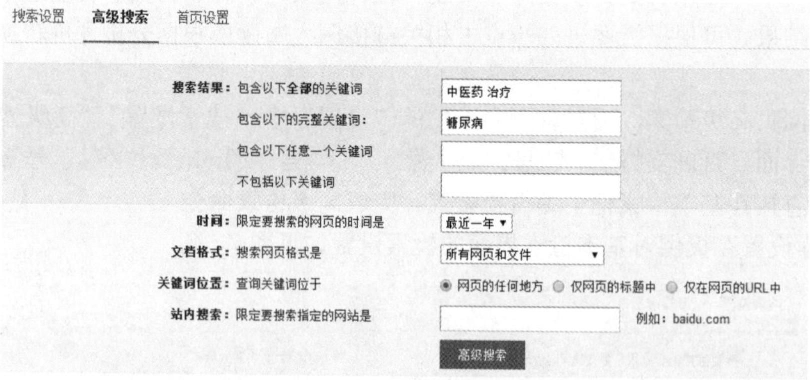

搜索设置 **高级搜索** 首页设置		
搜索结果：包含以下**全部**的关键词	中医药 治疗	
包含以下的完整关键词：	糖尿病	
包含以下任意一个关键词		
不包括以下关键词		
时间：限定要搜索的网页的时间是	最近一年 ▼	
文档格式：搜索网页格式是	所有网页和文件 ▼	
关键词位置：查询关键词位于	◉ 网页的任何地方 ◯ 仅网页的标题中 ◯ 仅在网页的URL中	
站内搜索：限定要搜索指定的网站是		例如：baidu.com
	高级搜索	

图7-6　百度高级搜索输入示例

检索结果：高级检索框中检索词形式和检索结果均与基本检索有一定区别，见图7-7，可与基本检索的相关步骤进行对比分析，体会搜索引擎高级检索的优缺点。其他检索结果分析同基本检索。

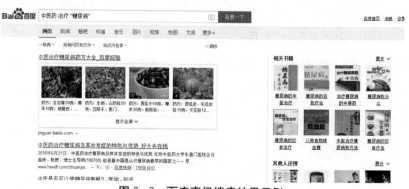

图7-7　百度高级搜索结果示例

（3）其他检索功能。百度是一个综合性信息资源平台，提供包括搜索服务在内的多种网络服务，如导航、社区、游戏娱乐、移动服务、站长与开发者、软件工具等，并在不断地拓展和深化业务，提供新服务内容。其搜索服务还涉及软件、视频、音乐、新闻、图片、学术等多种检索类型，见图7-8。

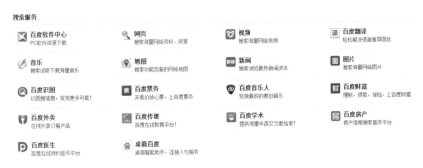

图7-8　百度搜索服务

"百度学术"收录国内外学术站点超过70万家，涵盖中国知网（CNKI）、万方、维普（VIP）、IEEE、Springer等，共计收录中外文学术资源总量约2亿，中文超1.5亿，有部分免费的学术文献。检索结果可以按照"相关性""被引频次""发表时间"进行排序，按实现时间、学科领域、期刊范围、文献类型进行筛选。

【检索示例】用百度学术检索"糖尿病的中医药治疗方法"

分析：同百度高级搜索。

检索步骤：在检索框中各部分输入检索词，见图7-9。

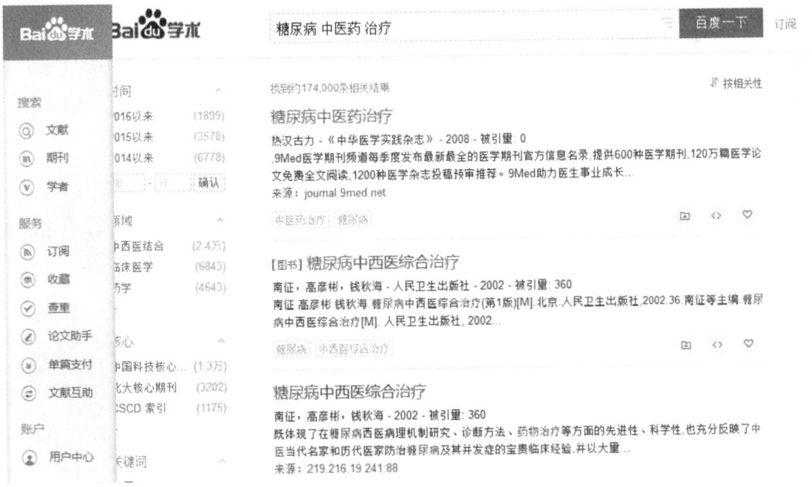

图7-9　百度学术搜索结果示例

检索结果：百度学术的结果显示界面接近专业数据库页面，从左向右依次显示检索结果的类型目录和检索结果内容。其中常用分类目录包括时间、领域、核心、关键词、作者等，检索结果一般默认按主题相关度排序。具体检索过程和结果分析可参考专业数据库检索。

2. Google（谷歌，http：//www.google.com）

谷歌搜索引擎由斯坦福大学两个博士生 Larry Page 和 Sergey Brin 于 1998 年 9 月推出，是目前公认的全球最大的搜索引擎，收录了 80 多亿个网址，支持 144 种语言，包括简体中文和繁体中文。谷歌非常适合综合性外文检索，使用方法参照百度搜索引擎。

（1）检索功能。谷歌搜索引擎基本检索和高级检索与百度类似，提供多个检索入口。支持布尔逻辑运算，逻辑与用"AND"或符号"＋"或空格表示，逻辑或用"OR"表示，逻辑非用"NOT"或符号"－"表示，词组精确检索用半角双引号表示。支持 filetype、intitle 等。对大小写不敏感，系统对字母均作小写处理。

（2）谷歌学术。谷歌于 2004 年推出学术搜索，用户可以检索各种学术论文、图书等。内容涉及多种学科，可检索到中文数据库 CNKI、VIP、万方中的题录和文摘信息，有不少外文文献可直接连接全文信息，非常适合检索外文学术信息。谷歌学术有基本检索和高级检索功能，高级检索课选择逻辑运算、精确检索、限定字词位置、作者、刊物、出版时间等功能。

3. 其他综合性搜索引擎

（1）国搜（http：//www.chinaso.com）：由中国七大新闻单位——人民日报社、新华社、中央电视台、光明日报社、经济日报社、中国日报社、中国新闻社联合推出的搜索引擎。搜索界面和功能类似百度，提供新闻、网页、图片、报刊、导航等多种搜索服务，主要体现信息资源检索结果的权威性、公正性、互动性、精准性，传播正面的新信息资源。

（2）搜狗（http：//www.sogou.com）：由搜狐公司 2004 年推出的搜索引擎，既可进行网页目录搜索也可进行全文搜索。全文搜索的检索入口有网页、新闻、音乐、微信、问问、图片、购物、地图搜索等，提供网页高级检索功能，可限定字词位置、逻辑运算和文献类型；还开展一些特色服务功能，如查询 IP、查询股票、查询天气、英文单词翻译、查询汉字、查询成语等。

（3）有道（http：//www.youdao.com）：由网易公司推出的搜索引擎，提供网页、图片、新闻、视频等传统搜索服务，同时推出海量词典、阅读、购物等在线服务。其词典和翻译功能比较方便。

（4）必应（Bing，http：//www.bing.com）：由微软公司于 2009 年推出的搜索引擎，是北美地区第二大搜索引擎。检索入口有网页搜索、图片、视频、词典、资讯、地图等。其支持布尔逻辑运算和精确检索，运算符同谷歌。

（5）爱问（http：//iask.sina.com.cn）：由新浪公司研发的一个独有的互动问答平台，既保留了传统算法技术在常规网页搜索的强大功能，同时又弥补了传统算法技术在搜索界面上智慧性和互动性的不足。这种新的检索方式非常适合不熟悉检索技术的普通用户使用，通过调动网民参与提问和问答，让用户彼此分享知识和经验。其推出后在百度等多个平台上迅速被模仿，该方式也随之得到普及。

三、专业搜索引擎（学术类）

1．Scirus（http：//www. sciencedirect. com）

Scirus 是目前互联网上最全面、综合性最强的科技文献搜索引擎之一。与其他搜索引擎最大的区别在于，Scirus 既可以搜索网站（Web），也可以搜索期刊资源，而且专注于科技方面的内容。Scirus 已于 2014 年初停止服务，但仍可搜索该年以前的科技文献。其由 Elsevier 科学出版社开发，用于搜索期刊和专利。其覆盖的学科范围包括：农业与生物学，天文学，生物科学，化学与化工，计算机科学，地球与行星科学，经济、金融与管理科学，工程、能源与技术，环境科学，语言学，法学，生命科学，材料科学，数学，医学，神经系统科学，药理学，物理学，心理学，社会与行为科学，社会学等。其搜索界面见图 7－10。

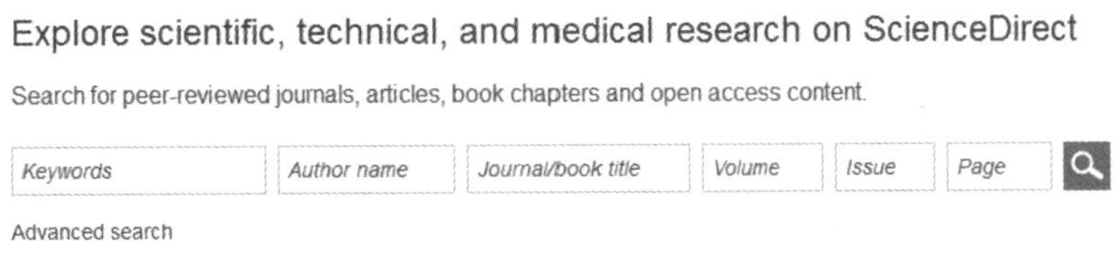

图 7－10　Scirus 搜索界面

2．BASE（比菲尔德学术搜索引擎，http：//www. base－search. net）

BASE 是德国比勒菲尔德（Bielefeld）大学图书馆开发的一个多学科的学术搜索引擎，提供对全球异构学术资源的集成检索服务。它整合了德国比勒费尔德大学图书馆的图书馆目录和目前超过 5000 个信息源的文献，经过索引后能够获取 60％的文献全文。其收录符合学术质量和相关性等要求的文件，提供多个排序选项对搜索结果进行排序，以 DDC（杜威十进分类法）和文件类型进行浏览。

3．cnpLINKer（中图链接服务平台，http：//cnplinker. cnpeak. com/）

cnpLINKer 是由中国图书进出口（集团）总公司开发的一个检索国外电子期刊的统一平台，收录 50 多个国家和地区 3000 多家期刊出版公司出版的 30000 多种期刊信息，同时提供部分国外期刊的全文下载链接，并实时与国外出版社保持数据内容的一致性和新颖性。cnpLINKer 提供统一的查询检索界面和快速的全文检索引擎，用户可通过平台提供的电子全文链接获取全文。平台目前推出了开放获取期刊查询和检索功能，并陆续增加了 18000 多种开放获取期刊供用户免费浏览和下载；推出了 eJnavor（Electronic Journals Navigator）电子期刊导航服务，为图书馆整合其海外期刊和数据库等产品信息，也为用户实现一站式的电子期刊导航服务。

4．Ojose（Online Journal Search Engine，http：//www. ojose. com）

Ojose 整合了 60 多个数据库，提供主题浏览工具，对所有信息按提供者建立分类索引。具有跨平台工作、整合资源的能力，与数据库商建立了合作关系，不仅整合了包括开放获取期刊在内的各种学术期刊信息（如德国期刊集成系统 EZB），还链接了其他学术搜索引擎（如 Scirus）。建立网站之间无缝后台链接，对具有科学价值的资源进行整合，以统一的检索界面对用户提供免费索引服务，而且能够指定检索数据库，确保检索结果的准确性和专业性。缺点是反应比较慢，不能进行跨库检索。

四、专题搜索引擎（医学类）

1. Medscape（医景，http：//www.medscape.com）

Medscape 是美国 Medscape 公司于 1995 年推出的网络上最大的免费提供临床医学全文文献和医学继续教育资源的网站，可免费检索到 Medline 数据库的文献和丰富的药物信息，能查询 20 多万种药物的使用剂量、毒性、注意事项等。主页左侧提供 36 个 Specialties（主题）链接，左上角提供关键词检索框。检索方式支持空格（表示逻辑与）、词组精确检索。检索结果可通过资源类型、结果排序、时间范围等进行再次筛选。

2. Medical Matrix（医源，http：//www.medmatrix.org）

Medical Matrix 是由美国 Healthel 公司创立的搜索引擎，收录了 4600 多个医学网址，以临床医学为主，适合临床医生使用，用户必须付费注册才能进行检索服务。分类浏览目录作为该数据库的特色，包括疾病种类、临床应用、文献、教育、健康和职业、医学计算机等 8 大类，每类下根据内容形式分为若干子类。平台提供关键词搜索，检索结果按相关性排列。

3. Healthlinks（http：//www.healthlinks.net）

Healthlinks 是由专家人工编辑的医学网络资源目录，目前收录 58000 多个链接。提供分类浏览和关键词检索两种检索途径，关键词支持逻辑运算，默认为逻辑或（"OR"），支持词组精确检索，支持截词符"＊"。截词符可用于单词任意位置，但要求至少输入 3 个字母。Healthlinks 还提供具有特色的专题检索，例如多媒体资源、招聘信息、临床试验、电子图书馆等。

知识拓展

网络搜索引擎的发展趋势
- 汇聚、融合。
- 突出特色、专业性，深化服务内容，专业信息检索能力加强。
- 更先进的检索功能：采用概念检索、自然语言检索。
- 智能化：智能代理（intelligent agent）技术的应用，可按照用户指定的主题和具体要求独立地去查找、搜集网络信息。
- 用户友好性的进一步提高：检索界面更加友好，信息检索可视化，更好的检索结果处理——排序、分类、过滤筛选。

第二节　网络开放获取资源

一、开放获取概述

（一）开放获取的定义及发展

开放获取（Open Access，OA），又称为开放存取、开放共享等。它是 20 世纪 90 年代国际学术界、出版界、图书情报界为推动科研成果利用互联网自由传播而兴起的运动。开放获取是通过新的数字技术和网络化通信进行的，任何人都可以及时、免费、不受任何限制地通过网络获取各类文献，包括经过同行评议的期刊论文、参考文献、技术报告、学位论文等全文信息，用于科研教育和其他活动。其目的是促进科学及人文信息利用互联网进行广泛交流与出版，提升科学研究的公共利用程度、提高科学研究的效率、保障科学信息的保存。

（二）开放获取的特征

（1）作者付费出版，读者免费使用。

（2）通过网络获取。

（3）读者可获取全文，而不仅是文摘。

（4）作者和版权所有者授予全世界所有的读者免费、永久地获取、复制传播、向公众展示作品、传播派生作品、以合理的目的将作品复制到任何形式的数字媒介上的权利，以及用户制作少数印本作为个人使用，版权协议允许文章被转载和再使用，只要注明出处即可。

（三）开放获取的主要类别和实现途径

1. 开放获取期刊

开放获取期刊是一种经过同行评审、网络化的免费期刊，用户从此类期刊上获取学术信息没有费用和权限限制，即编辑评审、出版和资源维护的费用由作者或其他机构承担，而用户无需承担。

根据期刊的开放程度分为完全开放期刊、延时开放期刊和部分开放期刊。完全开放期刊是指期刊在出版的同时即可被全部免费获取，如《英国医学杂志》（BMJ，*British Medical Journal*）；延时开放期刊指期刊出版一段时间后再通过互联网为用户提供免费服务，时滞短则一个月，长则两三年，时限过后即免费在互联网上开放，如《病毒性杂志》（*Journal of Virology*）。部分开放期刊指统一期刊中只有部分文章向用户提供免费服务，如《美国医学会杂志》（JAMA，*Journal of the American Association*）。

根据出版形式分为纯网络版电子期刊和平行出版期刊两种。纯网络版电子期刊（Electronic-only）指完全依托计算机、网络和通信技术编辑、出版和发行的期刊，不发行印刷本。此种期刊内容新颖、表现形式丰富，如 BioMed Central 在线出版的系列期刊。平行出版期刊指出版印刷版的同时将期刊全部或部分发布于网上供免费使用，如《癌症研究》（Cancer Research）。大部分开放获取期刊属于后者。

2. 开放获取仓储

开放获取仓储也称 OA 仓储，它不仅存放有版权但出版社允许进行自存储的作品，还可以存放其他各种学术研究资料，包括实验数据、技术报告、讲义和 PPT 等。

其主要分为两种类型：由机构创建的机构资料库或机构知识库（Institutional Repositories，IR）和按照学科创建的学科资料库（Disciplinary Repositories，DR）。OA 仓储一般不实施内容方面的实质评审工作，但要求作者提交的论文基于某一特定标准格式（如 Word 或 PDF 等），并符合一定的学术规范。目前 OA 仓储多以预印本资源库的形式存在，对某一学科领域或多个学科领域中的研究者均开放，提供免费的文献存取和检索服务。

3. 个人网络信息源

有版权但允许进行自存储的作品或者没有版权的作品，作者可以放到网络上，如个人网站、电子图书、博客、微博、学术论坛、文件共享网络等。这些作品发布较为自由，缺乏一定的质量保障机制，较前两类开放获取形式而言，随意性更强，学术价值良莠不齐，需要鉴别使用。

4. 公共信息开放使用

如专利、标准文献、政府信息等资源提供开放获取。

二、中文开放获取资源

（一）中国科技论文在线（http://www.paper.edu.cn）

中国科技论文在线是经教育部批准、由教育部科技发展中心创建的科技论文网站，每日更新。该网站发表论文主要为作者提供该论文发表的时间证明，以保证科研人员新颖的学术观点、创新思想和技术成果能够尽快对外发表，保护原创作者的知识产权，同时允许作者同时向其他专业学术刊物投稿。其精品论文在《中国科技论文在线精品论文》期刊（刊号 CN11-9105/N5，ISSN1674-2850）上出版。其查询提供基本检索、高级检索、学科浏览等方式。

（二）中国学术会议在线（http://www.meeting.edu.cn/meeting/）

中国学术会议在线是经教育部批准，由教育部科技发展中心主办，面向科技人员的科学研究与学术交流信息服务平台，为用户提供学术会议信息预报、会议分类搜索、会议在线报名、会议论文征集、会议资料发布、会议视频点播、会议同步直播等服务。

（三）中国预印本服务系统（http://prep.istic.ac.cn/）

中国预印本服务系统是由中国科学技术信息研究所与国家科技图书文献中心联合建设的以提供预印本文献资源服务为主要目的的实时学术交流系统。系统主要收藏国内科技工作者自由提交的预印本文章，提供分类浏览和关键词检索，能实现浏览全文、发表评论等功能。

（四）其他中文开放获取资源

（1）汉斯出版社国际中文开源期刊（http://www.hanspub.org）。汉斯出版社国际中文开源期刊覆盖数学、物理、生命科学、化学材料、地球环境、医药卫生、工程技术、信息通讯、人文社科、经济管理等领域。现有期刊资源 6908 本，会议资源 1506 个，并在不断发展。部分期刊已被 DOAJ 开源数据库和知网学术（CNKI Scholar）等收录。

（2）国家科技图书文献中心（NSTL，http://www.nstl.gov.cn）。NSTL 的资源包括印刷本文献资源和网络版全文文献资源。其中网络版全文文献资源中提供开放获取期刊资源，可进入列表选择使用。

（3）国家哲学社会科学学术期刊数据库（http://www.nssd.org/articles/articlesearch.aspx）。作为我国国内最大的公益性社会科学精品期刊数据库、最大的社会科学开放获取平台，该库收录精品学术期刊 600 多种，论文近 300 万篇。提供期刊导航浏览、论文检索两种方式，检索方式类似专业数据库。

三、外文开放获取资源

（一）PMC（PubMed Central，http://www.pubmedcentral.org/或 http://www.pubmedcentral.nih.gov/）

PMC 是由美国国立医学图书馆（NLM）的国家生物技术信息中心（NCBI）于 2000 年创建的一个提供生命科学期刊文献的全文数据库，可在全球范围内免费使用，即所有文献的检索、浏览、下载都无需注册。现收录 1582 种全刊免费期刊、297 种 NIH 资助期刊，以及 2758 种部分免费期刊，共有 320 多万篇，是 PubMed 数据库中免费全文的重要来源。PMC 提供关键词检索和期刊刊名浏览。注册用户能享受 E-manl Alert 服务，通过 E-mail 自动获取 PMC 新刊通报。

（二）Free Medical Journals（http://www.freemedicaljournals.com/）

Free Medical Journals 是一个提供免费全文医学期刊目录服务的网站，目前有 4000 多种医学免费电子期刊，主要是通过链接到具体期刊网站检索或者链接到 PubMed 数据库检索全文文献。检索途径只有浏览法，提供 5 种浏览方式：主题、影响因子、免费获取时间、刊名字顺、语种。

（三）BioMed Central（http：//www.biomedcentral.com/）

BioMed Central（BMC）是以出版网络版期刊为主的出版商，在其网站上发表的所有研究论文都将及时存档并进入 PubMed Central 的文献索引。该站点的资源全部免费，由作者本人独立拥有版权。目前出版 272 种生物学和医学领域期刊，收录有文章 7000 多篇，少量期刊同步出版印刷品。

（四）Socolar（http：//www.socolar.com/）

Socolar 是中国教育图书进出口公司开发的资源整合平台，目的是为用户提供开放获取资源检索和全文链接服务，收录开放获取期刊 11000 多种，其中健康科学期刊 2382 种。提供检索途径有期刊学科分类浏览、字顺浏览、文章基本检索和高级检索。

（五）其他外文开放获取资源

（1）Open J-Gate 电子期刊（http：//openj-gate.org/）有超过 4000 种的科研性 OA 期刊，其中超过 1500 种期刊是有同行评审的学术性期刊，可链接到全文的百万余篇，且每年新增全文 30 万篇左右。

（2）英国医学杂志（British Medical Journal，BMJ）出版集团期刊（http：//journal.bmj.com/）编辑出版于 1840 年创刊的以综合性医学杂志《英国医学杂志》为主体的平台，其编辑出版 40 多种医学杂志，对发展中国家免费提供期刊全文。

（3）Wiley Online Library（Wiley 在线图书馆，http：//onlinelibrary.wiley.com/）提供 1500 种期刊超过 400 多万篇文献，以及 15000 多在线书籍等，学科范围包括农业、动物学。医学、数学、人文科学、社会科学、行为科学等。部分期刊提供全文。

（4）开放获取资源图书馆（Open Access Library，http：//www.oalib.com）提供 400 多万篇免费下载的英文期刊论文，涵盖所有学科。所有论文实行严格同行评审制度，保障质量。

（5）发展中国家联合期刊库（http：//www.bioline.org.br/）提供发展中国家出版的高质量期刊，这些国家包括巴西、印度、古巴、印尼、南非、肯尼亚等。所有论文实行开放获取。

（6）INFOMINE 学术资源（http：//infomine.ucr.edu）汇集大量供高校及研究人员使用的各学科、各种文献类型的 Internet 资源。

（7）加拿大 AMICUS 学位论文（http：//www.collectionscaneda.gc.ca/thesescanada/index-e.htm）收录加拿大 1300 多个图书馆的学位论文信息。

（8）澳洲数字论文计划（http：//adt.caul.edu.au）涉及澳洲 40 余所大学的 15440 篇硕博论文，涵盖各个学科。

（9）美国密西根大学论文库（http：//deepblue.lib.umich.edu）免费提供期刊论文、技术报告、评论等文献全文 2 万多篇。

（10）HINARI（http：//www.who.int/hinari/en/）是由世界卫生组织建立，提供生物医学与卫生文献的项目，包括 3280 种期刊。

（11）High Wire 出版社电子期刊（http://highwire.stanford.edu/lists/freeart.dtl）是美国斯坦福大学著名的学术出版商，已收录电子期刊 1176 多种，其中将近 240 万篇文章可免费获取全文。

（12）美国科学院院报（http://www.pnas.org）是继 Nature Science 之后世界上被引用次数最多的综合学科刊物之一，在 SCI 综合学科类排名第三位。

（13）科研出版社 OA 资源（http://www.scirp.org/journal/）共有 180 多种期刊的电子版本，文章超过 10000 篇。

（14）加利福尼亚大学国际和区域数字馆藏（http://repositories.cdlib.org/escholarship）已出版的期刊论文、未出版的研究手稿、会议文献以及其他连接出版物的文章 1 万多篇，均可免费阅读。

（15）剑桥大学机构知识库（http://www.dspace.cam.ac.uk）提供剑桥大学相关的期刊、学术论文、学位论文等电子资源。

目前，除了期刊、会议论文、学位论文等开放获取资源外，网络上还有很多开放获取课程等。由于网站资源是不断变化的，因此还可以使用 Google、百度等搜索引擎检索最新的一些资源站点，或者借助一些搜集开放获取资源的网站进行浏览和检索。

第三节　其他医药学网络资源

一、世界卫生组织

世界卫生组织（World Health Organization，WHO，以下简称世卫组织）是联合国系统内卫生问题的指导和协调机构，是国际上最大的政府间卫生组织，总部设在瑞士的日内瓦，于 1948 年 4 月 7 日成立，有 194 个成员国。其主要工作领域包括卫生系统、生命全程促进健康、非传染性疾病、传染病、全组织范围服务、防范检测和应对。

世卫组织的网站（http://www.who.int/en/）主页有阿拉伯文、中文（见图 7-11）、英文、法文、俄文、西班牙文 6 种语言版本。

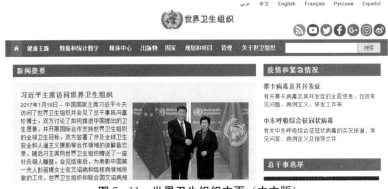

图 7-11　世界卫生组织主页（中文版）

世卫组织网站主页提供世界各地有关卫生情况的新闻提要、疫情和紧急情况、实况报道、疾病暴发新闻、特写故事、指南、出版物和重要文件等。导航栏目主要有健康主题、数据和统计数字、媒体中心、出版物、国家、规划和项目、管理、关于世卫组织、站内搜索框。部分特色栏目和功能如下：

（1）健康主题（Health Topics）。

卫生主题页面按照字母顺序（汉字使用首字母拼音顺序）列出了 300 多个卫生主题。例如，癌症类信息位于字母顺序首位，点击链接进入后可查找癌症相关主题的一般信息、技术信息、要事、出版物等。

（2）数据和统计数字（Data）。

数据和统计数字栏目包括全球卫生观察站数据、数据存储库和报告三大类。

全球卫生观察站是世卫组织关于世界各地卫生相关统计数据的网站，提供国家数据和统计信息，世卫组织检测全球、区域和国家情况与趋势做出的分析数据，每年发布《世界卫生报告》。

数据存储库的数据语种为英文，包含一个广泛的卫生指标列表，是世卫组织的主要卫生统计库。用户可以选择主题浏览或多维查询功能，主题包括千年发展目标、失望率和全球卫生评估、卫生系统、药物滥用和精神健康、公共环境卫生、非传染病、传染病、伤害和暴力、世界卫生统计等。

分析报告栏目有全球卫生观察站发布关于重点卫生问题当前情况和趋势的分析报告，主要产物是《世界卫生统计》。其按年度汇总了主要卫生指标统计数据，还包括关于实现卫生相关千年目标年度进展情况的简要报告。分析报告栏目还提供各种主题报告。

（3）出版物（Publications）。

出版物页面列出了世卫组织出版的近期出版物、重要出版物和期刊。重要出版物包括《世界卫生报告》《国际卫生条例》《国际旅行和健康》《国际疾病分类》《国际药典》等。重要刊物有《世界卫生组织简报》《东地中海卫生杂志》《疫情周报》《世卫组织药物信息》等。

（4）规划和项目（Programmes）。

本栏目按拼音字母顺序列出了世卫组织规划、伙伴关系及其他项目。例如第一项"癌症"页面，可了解癌症的一般信息、预防、治疗、出版物、国家概况等。在癌症的国别统计数据文档页面，以字顺排列国家名称，可通过点击国家名称，下载各国癌症统计数据和图标的 PDF 文档。

（5）WHOLIS 数据库（WHO Library & Information Networks for Knowledge Data）。

WHOLIS 是世卫组织的图书馆和信息知识网络项目数据库，收录信息资源内容广泛、类型多样，主要包括来自 1948 年以来世卫组织总部及地区办事处的出版物，1986年以来世卫组织总部及地区办事处未正式出版的技术文献，1986 年以来世界卫生大会组织活动的文章，世卫组织的新闻稿、通讯和视听材料，以及其他组织及出版社出版的有关世卫组织的书籍，等等。该数据库具有快速检索、高级检索和浏览功能，帮助用户查找相关信息。

二、外文医学网络资源

（一）美国国立卫生研究院（https://www.nih.gov/）

美国国立卫生研究院（National Institutes of Health，NIH）创建于 1887 年，隶属于美国卫生部，是注明的生物医学科研机构，有 27 个研究所和研究中心。NIH 主要支持生物医学领域的基础性研究和临床研究，例如分子生物学、基因研究、预防诊断和治疗各种疾病和残障等。NIH 除大力开展院内科研外，还支持国内外各大学、医学院校、医院、研究机构和企业的科研活动，为研究人员提供培训服务和基金。NIH 的研究课题是由科学家根据科学的发展提出申请和立项，由 NIH 组织评审来确定的。各国科学家均可申请，申请成功的课题即可获得 NIH 的资金支持。

NIH 网站上资源丰富，主页导航有卫生信息、科研资助、新闻与事件、科研培训、NIH 下属机构网页链接、NIH 介绍等。右上侧有一个关键词检索框，可实现对各网页信息的检索（见图 7-12）。

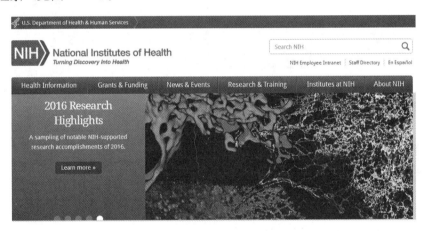

图 7-12　美国国立卫生研究院主页

（二）美国国立医学图书馆（http://www.nlm.gov/）

美国国立医学图书馆（National Library of Medicine，NLM）隶属于美国国立卫生研究院，是世界上最著名、最大的生物医学图书馆。其主页有新闻、站内检索等，左侧有多个数据库导航。全站有丰富的卫生医疗信息，其中 MedlinePlus 数据信息来源美国国立卫生研究院等可靠信息源，内容丰富。

（三）爱唯医学网（http://www.elseviermed.cn/）

爱唯医学网是爱思唯尔医学网站的简称，由世界领先的科学、技术和医学信息产品和服务提供商创建。该公司基于与全球科技和医学界的合作，每年出版超过 2000 种期刊，包括《柳叶刀》《细胞》等世界著名期刊，还出版近 2 万种图书，包括 Mosby、Saunders 等著名出版品牌的参考工具书。

三、中文医学网络资源

（一）中医药在线（http://www.cintcm.com/）

中医药在线是中国中医科学院中医药信息研究所研发的多库融合检索平台——中国中医药数据库检索系统，汇集了多个数字化中医药参考工具构成的事实型数据库及期刊文献数据库。该检索系统需要购买才能使用，不提供免费检索（如图 7-13）。

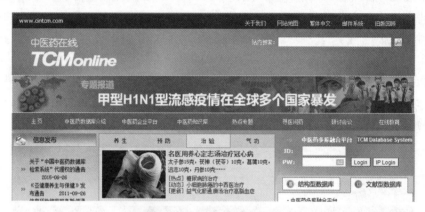

图 7-13　中医药在线主页

目前数据库总数 40 个，数据总量约 110 万条，包括中医药期刊文献数据库、疾病诊疗数据库、各类中药数据库、方剂数据库、民族医药数据库、药品企业数据库、各类国家标准数据库（中医证候治则疾病、药物、方剂）等相关数据库，提供全部数据库、期刊文献类、中药类、方剂类、药品类、不良反应类、疾病类、机构类、标准类及其他类目分类导航。

（二）丁香园（http://www.dxy.cn/）

丁香园是国内医学、药学、生命科学专业网站之一。网站面向专业医生、药剂师等医学专业人士，内容涉及专业医学知识和对医药产品的讨论。目前，丁香园拥有丁香人才网、丁香通、丁香客、用药助手、丁香医生、PubMed 中文网、调查派、丁香会议等板块，汇聚超过 400 万医学、药学和生命科学的专业工作者，是生物医学工作者重要的信息交流和检索平台。

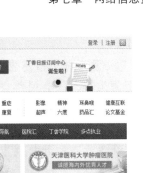

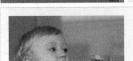

图 7-14　丁香园主页

丁香园用药助手、论坛、搜索收录了众多药品说明书，药品简报，企业简报，医学、药学、生命科学知识内容等信息。丁香园数据库还提供中国医药市场在研与上市药品全流程信息和监控跟踪，提供政策市场情报，跟踪中国药品政策与市场信息。

（三）公共卫生科学数据中心（http://www.phsciencedata.cn/Share/index.jsp/）

公共卫生科学数据中心由中国疾病预防控制中心开发，提供公卫数据库和公卫百科给用户在线检索及下载。公卫数据库有传染性疾病、慢性非传染性疾病、健康危险因素、生命登记、基本信息等 60 多个数据库。公卫百科是开放的网络公共卫生平台，包含丰富的健康知识，提供搜索词条和按词条字顺浏览等功能。

（四）其他中文医学资源

国内大型综合性医学网址、专题网址和传统医药网址很多，可以从多个角度查找。如从政策导向方向：中央、省部、厅局级卫生医药官网。医疗和医学研究机构：各医学院校网站及图书馆资源平台、医药学（协）会网站、医药报刊网站、医药交流论坛等。

（1）医类：国家卫生和计划生育委员会（国家卫生部）、国家中医药管理局、省卫生厅、各级疾控中心、中华中医药学会、中国针灸学会、中国中西医结合学会、中国医药信息网、中国中医药报等。

（2）药类：国家食品药品监督管理总局、国家药典委员会、国家药审中心、中国医药保健品进出口商会、药品评价中心、中药材天地、国家中医品种保护审评委员会、中国化学学会等。

（3）医学技术类：卫生健康委员会临床检验中心、省临床检验中心、检验医学网、中华检验医学网、检验医学信息网、中华医学会检验医学分会、检验医学专题网、中国体外诊断网（中国检验医学网）等。

（4）生命科学与保健医学类：生物谷、生命时报、环球健康、健康报、健康周刊、保健时报、医学论坛网等。

学习小结：

1. 信息资源来源于信息发布者，信息发布主要有三个途径：序号信息资源渠道、网络信息资源渠道、社会网络渠道。三种渠道的信息内容、质量、时效性等有很大不同。本章主要介绍了比较复杂的网络信息资源检索和搜集部分，其最大的特点是可见信息基本免费。它既有对信息进行简单整理的搜索引擎来指向目标资源，也有不断向专业数据库序化资源看齐的开放获取资源，同时也介绍人工整理少量序化资源。除这些之外，用户也可以从社交途径直接从信息发布者获取信息资源。从信息发布者到用户的信息资源流动方式如下图所示。

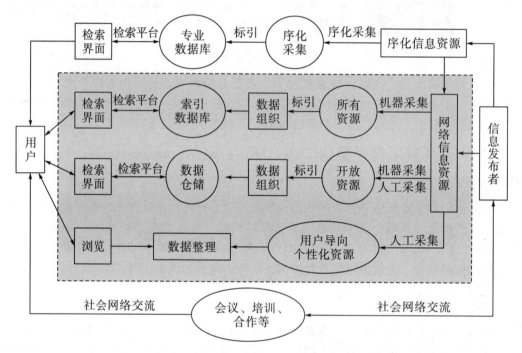

2. 医学资源更新速度快、内容丰富且有大量免费资源，是专业文献数据库检索的必要补充。学会使用分散无序的网络医学资源，可以通过搜索引擎、开放获取资源和查询国内外各专业重要医学网站等方式来获取。

复习思考题：

1. 网络搜索引擎的特点和常见类型有哪些？
2. 网络信息资源获取的一般方法有哪些？
3. 网络资源有哪些特点？
4. 如何获取医学开放获取资源类型？

参考文献：

［1］高巧林. 医学文献检索［M］. 北京：人民卫生出版社，2012.
［2］高巧林，章新友. 医学文献检索［M］. 北京：人民卫生出版社，2016.

［3］陆伟路. 中西医文献检索［M］. 北京：中国中医药出版社，2016.

［4］章新友. 药学文献检索［M］. 北京：中国中医药出版社，2009.

［5］林丹红. 中西医文献检索［M］. 北京：中国中医药出版社，2012.

第八章　特种文献检索

学习目的

通过本章学习，能够掌握专利文献、标准文献、会议文献及学位文献的基本知识，熟悉国内外专利、标准、会议、学位论文及相关文献数据库的检索和使用方法。

学习要点

1. 专利的含义、特征、类型和授予条件，专利文献及其分类。
2. 标准文献的分类及特点。
3. 会议文献的类型、功能与特点。
4. 学位论文的特点。
5. 常用特种文献检索工具（数据库）的使用方法。

第一节　专利文献检索

一、概述

（一）专利

1. 专利的含义

专利（patent）一词来源于拉丁语 Litterae patentes，意为公开的信件或公共文献，是中世纪的君主用来颁布某种特权的证明。广义的专利包括专利权、专利发明和专利文献，狭义的专利是专利权的简称。专利权是指国家专利主管机关授予申请人在一定时间内享有的，他人不准任意制造、使用或者销售其专利产品或使用其专利方法的权利。

2. 专利的特征

专利是知识产权的一种，主要有以下特征：

(1) 专有性，也称独占性或排他性。一项发明的专利只能授予一次，具有独占性；专利权人对专利产品的制造、使用、销售等具有独占性。

(2) 地域性，指一个国家授予的专利权，只在本国有效，对其他国家没有约束力，同样，任何国家也没有保护别国专利的义务。

(3) 时间性，指任何专利的保护都有一定的法律期限。专利权人对其发明创造所拥有法律赋予的专有权只在法律规定的期限内有效。我国专利法规定的专利权期限自申请日起计算，其中发明专利期限为 20 年，实用新型和外观设计专利期限为 10 年。

3. 专利的类型

各国对申请专利的发明创造，按其技术上的深度和范围分为若干类型。我国专利法将专利分为三种，即发明、实用新型和外观设计。《中华人民共和国专利法》第一章"总则"第二条规定：发明，是指对产品、方法或者其改进所提出的新的技术方案。实用新型，是指对产品的形状、构造或者其结合所提出的适于实用的新技术方案。外观设计，是指对产品的形状、图案或者其结合以及色彩与形状、图案的结合所作出的富有美感并适用于工业应用的新设计。

4. 授予专利的条件

每一次发明要成为专利，必须具备以下"三性"。

(1) 新颖性：各国对新颖性要求稍有不同，国内专利要求申请专利的发明在申请日之前，未在世界范围内被公开发表和在本国被公众所知所用。

(2) 创造性：指同申请日以前已有的技术相比，该发明有突出的实质性特点和显著的进步，或该实用新型有实质性特点和进步。

(3) 实用性：一般指发明能制造或使用，同时能产生积极的效果。

(二) 专利文献

1. 专利文献的含义及特点

专利文献是指各国专利局以及国际专利组织，在申报专利过程中产生的官方文件及其出版物的总称。专利文献有广义和狭义之分，狭义的专利文献是指专利局公布的专利说明书和权力要求书；广义的专利文献包括各种与专利有关的文献，如专利公报、专利文摘、专利索引等。与其他科技文献相比，专利文献具有内容新颖、报道迅速、数量庞大、重复报道、著录规范等特点。

2. 专利文献的检索途径

(1) 号码检索通过申请号、专利号检索特定的专利。

(2) 名称检索通过发明人、专利权人的名称查找特定的专利。

(3) 主题检索通过选取关键词查找相关技术主题的专利。

(4) 分类号检索通过所查技术主题的国际专利分类号来查找专利。国际专利分类的主要依据是《国际专利分类表》。

（5）优先权检索。优先权是指同族专利中基本专利的优先申请号、优先申请国家、优先申请日期。由于同族专利或等同专利都具有相同的优先权，因此通过优先权可以方便、快速地检索出同一发明的全部同族专利或等同专利。

3. 国际专利分类法（International Patent Classification，IPC）

国际专利分类法是国际通用的专利文献分类和检索工具，由世界知识产权组织控制，由专利局分配给每一个专利文档的文献分类法。1968 年第一版 IPC 分类表公布生效，以后每 5 年修订一次，2006 年 1 月起执行第八版。目前已有 70 多个国家和组织采用这种分类法。

国际专利分类法采用等级结构，把整个技术领域按部、大类、小类、大组、小组分 5 级进行分类。

（1）部（Section）。部是分类系统的一级类目，每个部都有部名及部号，共有 8 个，用字母 A~H 表示。

A 部：人类生活必须（HUMAN NECESSITIES）。

B 部：作业；运输（PERFORMING OPERATIONS；TRANSPORTING）。

C 部：化学；冶金（CHEMISTRY；METALLURGY）。

D 部：纺织；造纸（TEXTILES；PAPER）。

E 部：固定建筑物（FIXED CONSTRUCTIONS）。

F 部：机械工程；照明；加热；武器；爆破（MECHANICAL ENGINEERING；LIGHTING；HEATING；WEAPONS；BLASTING）。

G 部：物理（PHYSICS）。

H 部：电学（ELECTRICITY）。

每个部包含若干个分部，8 个部共包含 20 个分部。分部只有分部名而没有分部号。

（2）大类（Class）。每个大类都有类名和类号，大类号由部类号加上两位阿拉伯数字组成，例如，A61 医学和兽医学，卫生学。

（3）小类（Sub-Class）。每个小类都有类名和类号，小类号由大类号加上一个大写英文字母组成，例如，A61N 电疗，磁疗，放疗。

（4）大组（Group）。大组号由小类号加上一个 1~3 位阿拉伯数字及"/00"组成，例如，A61N1/00 电疗装置。

（5）小组（Sub-Group）。小组号由小类号加上 1~3 位阿拉伯数字后加上一条斜线"/"，斜线之后再加上 2~4 位阿拉伯数字（/00 除外）所组成，例如，A61N1/26 电疗刷，电疗按摩器。

为了方便查找 IPC 分类号，每一版的国际专利分类表都配有一本单独出版的《IPC 关键词索引》（*Official Catchword Index to the International Patent Classification*）。通常，检索者在不熟悉所查技术领域的分类情况下，可以借助《IPC 关键词索引》并结合使用 IPC 分类表，确定分类范围和准确的分类号。索引按关键词字顺排列，每个关键词条目后标有 IPC 分类号。

二、专利文献检索

（一）国内专利文献检索

1. 中华人民共和国国家知识产权局网站（http://www.sipo.gov.cn/）

（1）概况。

中华人民共和国国家知识产权局网站目前收录了103个国家、地区和组织（如中国、美国、日本、韩国、英国、法国、德国、瑞士、俄罗斯、欧洲专利局和世界知识产权组织）的专利数据。该网站可以直接链接到国外主要国家和地区的知识产权组织或管理机构的官方专利网站及国内地方知识产权局等网站，可提供引文查询、同族查询、法律状态查询等。其中的"专利检索及分析"系统是由国家知识产权局提供的网上免费专利检索系统，收录自1985年4月1日公布的第1件专利申请以来已公布的全部专利信息，包括著录项目及摘要，各种说明书全文及外观设计图形。专利检索的核心服务之一是基于其丰富的专利数据资源，提供查新检索、侵权检索、产品出口前检索等多种检索模式和浏览模式。为了提升检索效率，可以通过多种检索辅助工具辅助构建检索式、完善检索思路，还可以通过多种浏览辅助工具快速定位专利的核心技术，挖掘技术背后的信息（见图8-1）。

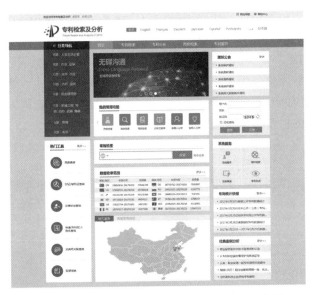

图8-1 中华人民共和国国家知识产权局网站主界面

（2）检索方法。

专利检索及分析系统主要包括专利检索和专利分析两部分。专利检索主要提供常规检索、高级检索、导航检索、药物检索等检索方式。

①常规检索。

常规检索是一种简便、快捷的检索模式，可以快速定位检索对象，该检索方式适用于检索目的十分明确或者初次接触专利检索的用户。常规检索入口提供六个检索字段，分别为检索要素（指在摘要、标题、权利要求和分类号中检索）、申请号、公开（公告）号、申请（专利权）人、发明人以及发明名称。用户可以根据已知条件，将内容输入到相应的检索字段后的对话框中，单击"检索"按钮，就可检索到相应的专利。执行检索后在检索结果列表中系统会显示检索结果的概要信息，在检索历史列表中显示此次检索的相关信息（见图8-2）。

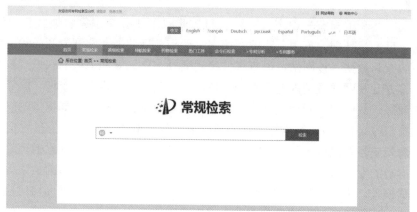

图8-2 中华人民共和国国家知识产权局网站"常规检索"界面

②高级检索。

高级检索适用于检索思路比较明确的用户。该检索方式提供14个检索字段，分别是申请号、申请日、公开（公告）号、公开（公告）日、发明名称、IPC分类号、申请（专利权）人、发明人、优先权号、优先权日、摘要、权利要求、说明书、关键词。用户在对应输入框中输入检索内容或者在检索式编辑区编辑检索式，然后单击"检索"按钮，就可检索到相应的专利。还可以通过页面左侧专类类型或者国家和地区等列表限定从而获得更加精准的检索结果（见图8-3）。

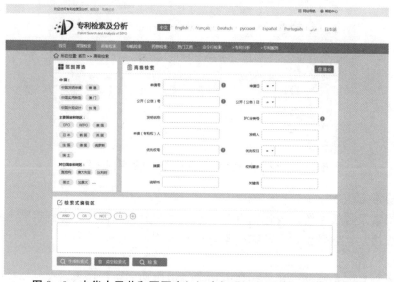

图8-3 中华人民共和国国家知识产权局网站"高级检索"界面

③药物检索。

药物检索是基于药物专题库的检索功能，适用于从事医药化学领域研究的用户。药物检索包括高级检索和方剂检索两种检索模式，方便用户快速定位文献。需要注意，用户在进行药物检索及其右方的检索选项时需注意先注册用户名并且登录方能继续检索。

A. 高级检索：在"专利检索及分析"页面，单击"药物检索"按钮，系统默认显示"高级检索"页面（见图8-4）。在对应输入框中输入检索内容或者在检索式编辑区编辑检索式，随后单击"检索"按钮执行检索操作并显示检索结果页面，在检索结果页面中，可以进行显示设置操作过滤文献或者使用详览功能。

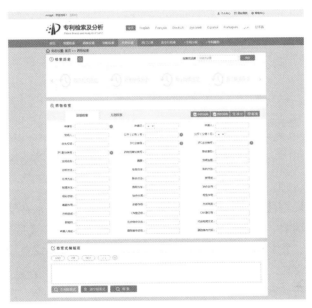

图8-4　中华人民共和国国家知识产权局网站"药物检索-高级检索"界面

B. 方剂检索：在"药物检索"页面，单击"方剂检索"按钮，进入方剂检索页面（见图8-5）。在对应输入框中输入检索内容或者在检索式编辑区编辑检索式，随后单击"检索"按钮执行检索操作并显示检索结果页面，在检索结果页面中，可以进行显示设置操作过滤文献或者使用详览功能。

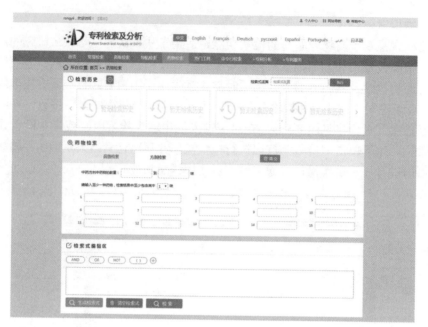

图 8-5　中华人民共和国国家知识产权局网站"药物检索-方剂检索"界面

（4）检索结果管理。

国家知识产权局网使用常规或者表格检索后，检索结果显示在结果列表页面中，内容包括申请号、申请日、公开（公告）号、公开（公告）日、发明名称、IPC 分类号、申请（专利权）人、发明人、优先权号、优先权日等字段相关信息。用户可以根据关注内容信息设置显示字段，单击可查看文献详细信息、查看同族信息、查看引文信息、查看对比文献、查看法律状态、查看申请（专利权）人基本信息等。选定专利，即在页面下方选择浏览文献，可以进行摘要信息阅读及查看专利全文图像。当前检索结果列表页面存在已选择的记录时，使用加入文献收藏夹功能，可以将选择的记录加入文献收藏夹。为了方便管理检索式信息，系统按照数据范围分类管理检索式信息，类别主要包括：中国专利联合检索历史、中国专利检索历史、外国及港澳台专利检索历史及药物专题检索历史。

国家知识产权局网具有快速分析、定制分析、分析日志和报告、高级分析的功能，但高级分析只有高级用户和行业用户才有使用权限。

2. 中国知识产权网（http://www.cnipr.com/）

（1）概况。

中国知识产权网中外专利数据库服务平台由国家知识产权局知识产权出版社创建，主要提供中国专利和国外（美国、日本、英国、德国、法国、加拿大、瑞士、EPO、WUO 等 90 多个国家和组织）专利的检索。其中的"专利信息服务平台"是在原中外专利数据库服务平台的基础上，吸收国外先进的专利检索系统的诸多优点，采用国内先进的全文检索引擎开发完成的，具备强大的检索功能。

（2）检索方法。

中国知识产权网"专利信息服务平台"主要提供以下几种检索方式：简单检索、智能检索、高级检索、法律状态检索、运营信息检索、失效专利检索及热点专题检索（见图 8-6）。每种检索方式还提供二次检索、过滤检索、同义词检索等辅助检索。二次检索和过滤检索不能同时进行。二次检索是在前次检索的基础上进行的结果精炼，可多次进行，逐渐缩小检索结果的范围，实现递进检索，提高检索查准率。过滤检索是在本次检索结果的基础上，过滤掉前次检索结果。同义词检索是将名称或者摘要中含有输入的关键词及该关键词的同义词的所有专利检索出来，使用同义词检索可以扩大检索范围，提高检索的查全率。

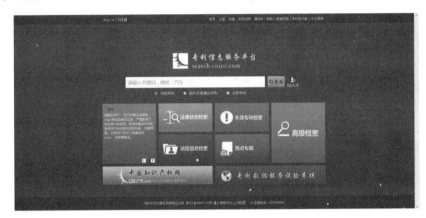

图 8-6　中国知识产权网主界面

（3）服务功能。

该平台主要提供以下几种服务：

检索功能：包括中外专利混合检索（在原平台基础上，检索功能新增法律状态联合检索、即时统计筛选、高亮显示、语义检索、相似性检索、公司代码检索等）、IPC 分类导航检索、中国专利法律状态检索、运营信息检索。检索方式除了表格检索、逻辑检索外，还提供二次检索、过滤检索、同义词检索等辅助检索手段。

机器翻译功能：针对英文专利，特别开发了机器翻译模块，能对检索到的英文专利进行即时翻译，帮助用户理解专利内容，方便用户检索。需要说明的是，平台上集成的机器翻译是由无人工介入的英译中工具软件完成的，翻译结果仅供参考。

分析和预警功能：本平台开发了专利信息分析和预警功能，对专利数据进行深度加工及挖掘，分析其所蕴含的统计信息或潜在知识，以图或表等形式直观展现出来。这样，专利数据升值为专利情报，便于用户全面深入地挖掘专利资料的战略信息，制定和实施企业发展的专利战略，促进产业技术的进步和升级。

个性化服务功能：包括用户自建专题库、用户专题库导航检索、用户的专利管理等功能。

专利服务的数据范围：中国专利（包括中国发明、中国实用新型、中国外观设计、中国发明授权、中国失效专利及中国香港、中国台湾专利）及国外专利（包括美国、日本、英国、德国、法国、加拿大、EPO、WIPO、瑞士等98个国家和组织）。

3. 其他可检索中国专利的网站

（1）Patentics专利智能检索系统，网址为http://www.patentics.com/。

（2）中国专利信息中心，网址为http://www.cnpat.com.cn/。

（3）万方资源系统专利，网址为http://www.wanfangdata.com/。

（4）CNKI专利检索，网址为http://www.cnki.net/。

（5）NSTL专利检索，网址为http://www.nstl.gov.cn/。

（6）"专利之星"专利检索系统，网址为http://www.patentstar.cn。

（7）专利搜索引擎，网址为http://www.soopat.com/。

（二）国外专利文献检索

1. 欧洲专利局（EPO）专利检索平台（http://worldwide.espacenet.com）

（1）概况。

欧洲专利局（EPO）专利检索平台是欧洲专利局于1998年10月正式开通的免费专利数据库，汇集世界上90多个国家或地区的7000多万篇专利文献，不仅可以免费检索欧洲专利局成员国各种语言的专利文献，还可以检索世界其他主要国家和地区的专利信息，有英语、德语、法语界面，可以实现对多个国家专利信息的一次性检索。该系统数据更新快、覆盖面全、检索方便，它可以帮助用户了解世界专利的最新情况，以及查询已有的专利信息。

数据库资源分三部分：一是世界专利数据库（Worldwide），收录90多个国家或地区的专利，多为题录信息，部分有全文；二是欧洲专利局数据库（EPdatabase），收录最近24个月欧洲专利局公布的专利全文（超过24个月的入Worldwide库），数据每周三下午更新；三是世界知识产权组织数据库（WIPO database），收录最近24个月PCT公布的专利全文，专利公布后两周后入库。用户可选择任意一个数据库进行检索。系统中收录了不同国家的专利信息（数据范围和数据类型均不同），包括题录、文摘、文本式的说明书及权利要求、扫描图像的说明书全文（PDF格式）等。

（2）检索方法。

系统提供快速检索、高级检索、分类检索3种检索方式，支持逻辑检索和截词检索。该系统在不同检索方式下提供的可检索字段不同，在高级检索方式下提供的可检字段最多。

①快速检索：适用于简单查询。选择数据库（WIPO、Worldwide和EP三个库中任选其一，系统默认为Worldwide）之后，选择检索入口（专利名称/摘要、个人/机构），然后输入相应的检索词（关键词、人名或公司名称，系统不区分大小写），单击"Search"按钮，完成检索（见图8-7）。

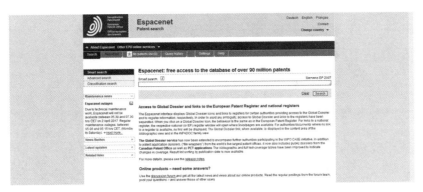

图 8-7 欧洲专利局（EPO）专利检索平台"快速检索"界面

②高级检索：可以对多个字段进行组合检索，各字段间的逻辑关系为逻辑"与"，提供的检索字段有题名、题名或关键词、申请号、优先权号、申请人、发明人、公开号、IPC 号等。检索步骤是：首先选择所需数据库（默认为 Worldwide），然后在相应的检索字段中输入检索词，单击"Search"按钮即可完成检索（图 8-8）。每个字段最多可输入 10 个检索词；整个检索式最多有 20 个检索词和 19 个检索符。

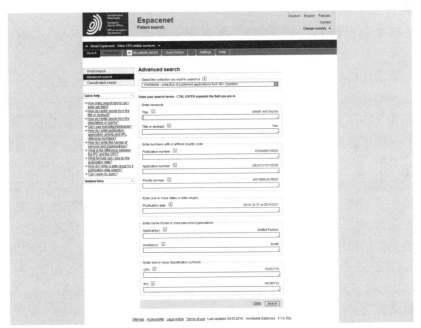

图 8-8 欧洲专利局（EPO）专利检索平台"高级检索"界面

③分类检索：利用以 IPC 为基础的欧洲专利分类（ECLA）号进行检索。可直接输入相应的分类号检索，也可先输入关键词查找相应的分类号后再检索相关专利（见图 8-9）。

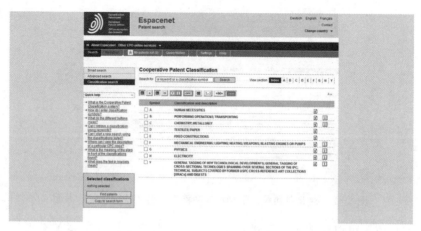

图 8-9　欧洲专利局（EPO）专利检索平台"分类检索"界面

（3）检索结果。

检索结果包括著录项目（专利基本信息）、文本式说明书、权利要求书、专利附图、专利说明书全文（以 PDF 文件的形式提供，但不能以整个文件的形式下载，只能单页下载和打印）、法律状态信息等。

2. **美国专利商标局（USPTO）专利检索系统**（http://www.uspto.gov/）

（1）概况。

美国专利商标局网站面向公众提供全方位的专利信息服务，可提供 1790 年至今的全文图像说明书及 1976 年至今的全文文本说明书，数据库每周更新一次。内容包括专利授权数据库（PatFT）、专利申请公布数据库（AppFT）、法律状态检索、专利权转移检索、专利基因序列表检索、撤回专利检索、延长专利保护期检索、专利公报检索及专利分类等。其中，专利授权数据库（PatFT）收录了 1790 年至最近一周美国专利商标局公布的全部授权专利文献，可免费检索并提供说明书全文，其中 1975 年前的专利只提供图像格式（TIFF 格式）专利说明书，1976 年后还提供了 HTML 格式专利全文。专利申请公布数据库（AppFT）收录了 2001 年 3 月以来公布的美国专利申请公布文献，并免费提供图像格式和 HTML 格式全文。专利文献类型包括：实用专利（Utility Patent）、外观设计专利（Design Patent）、植物专利（Plant Patent）、再公告专利（Reissued Patent）、防卫性公告（Defensive Publication）和法定发明登记（SIR）。

（2）检索方法。

①PatFT 和 AppFT。

在美国专利商标局网站的页面中，点击"Patents"按钮，进入专利信息页面，在"Search for patents"栏目下，点击 PatFT 或者 AppFT 可进入相应的数据库检索页面（见图 8-10）。两个数据库均提供了快速检索和高级检索功能，除此之外，PatFT 提供了专利号检索，AppFT 提供了专利申请公布号检索。

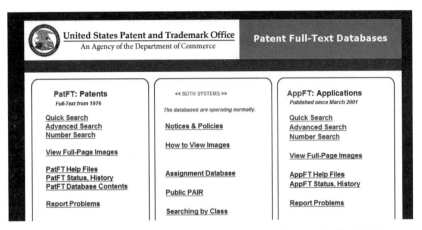

图 8-10 USPTO 专利检索系统"PatFT"和"AppFT"检索界面

A. 快速检索：检索界面简单直观，用户可以在"Field1"和"Field2"中选择检索字段，并分别在"term1""term2"字段中分别输入 1 个检索词进行字段间与、或、非的逻辑检索，单击"Search"按钮完成检索。快速检索提供有发明名称、摘要、申请人、申请日期、USPC、IPC 等 30 个检索字段，还可限定检索年。

B. 高级检索：适用于复杂的专利检索，可获得更精确的检索结果。高级检索页面包括检索表达式输入框、检索年代范围选择框和检索字段代码选择对照表三部分。用户可以在检索框内构建相对复杂的检索式，词与词之间可以进行逻辑运算、截断、相邻运算、单词修正运算。

C. 专利号/专利申请公布号检索：当已知专利号/专利申请公布号时，可通过专利号/专利申请公布号检索迅速查找到相关的专利信息。号码规则可以通过"Help"链接获得。

专利授权数据库（PatFT）、专利申请公布数据库（AppFT）均提供了三种检索结果显示，包括检索结果列表（包括专利号和专利名称）、专利全文文本显示（包括题录数据、文摘、权利要求书、说明书）及专利说明书全文图像。在各种显示页面中均可利用浏览器的保存或打印功能输出检索结果。

②专利分类号检索系统（Search Patent Classification Systems）可检索最新版本的美国专利分类表中相关主题的分类号，可以通过类号/小类号进入分类系统，也可以键入关键词查找对应的分类号。在检索结果中，点击类号前端红色字母"P"可与专利检索数据库进行链接，显示出该类号或类号/小号下的美国专利文献数目，并直接浏览该类号下所属专利文献全文（见图 8-11）。

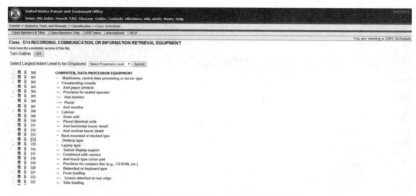

图 8-11　USPTO 专利检索系统"专利分类号检索系统"界面

3. 德温特创新索引数据库

德温特创新索引数据库（Derwent Innovations Index，DII）是 Derwent 公司出版的报道专利和专利引文的商业数据库，DII 收录世界上 1963 年以来 40 多个专利机构的 1480 万件专利发明和 3000 多万条专利信息，是世界上国际专利信息收录较全面的数据库，数据来源于 Derwent Word Patents Index（DWPI）、Patents Citation Index（PCI）和 Derwent Chemistry Resource（DCR），具有收录范围广、数据量大、可进行专利引文检索的特点。目前可通过 ISI Web of Knowledge 平台检索 DII。

4. 其他国外专利文献检索网站

（1）英国专利，网址为 http://www.gov.uk/。

（2）日本专利，网址为 http://www.jpo.go.jp/。

（3）加拿大知识产权局专利数据库，网址为 http://www.strategis.ic.gc.ca/engdoc。

（4）美国 Delphion 知识产权信息网，网址为 http://www.delphion.com/。

（5）IBM 知识产权信息网，网址为 http://www.ibm.com/ibm/licensing/。

（6）全球专利检索服务系统，网址为 http://www.sunsite.unc.edu/patent。

第二节　标准文献检索

一、概述

（一）标准

1. 概念

标准是对重复性事物和概念所做的统一规定。它以科学、技术和实践经验的综合成果为基础，经有关方面协商一致，由主管机构批准，以特定形式发布，作为共同遵守的准则和依据。国际上对标准的定义为：标准是由一个公认的机构制定和批准的文件，它对活动或活动的结果规定了规则、导则或特性值，共同体反复使用，以实现在预定结果领域内最佳秩序的效益。

制定、修订和贯彻标准的全部活动过程称为标准化。标准化是组织现代化生产和实行科学管理的基础，它的重要意义在于利于引进和推广新技术、开发新产品、提高生产质量、节约人力物力、防止贸易壁垒以及保障安全生产。因此，标准文献是一类独特且重要的科技文献，其功能是其他文献所无法代替的。

2. 类型

（1）按照标准的性质划分。

①基础标准：指那些具有广泛指导意义或作为统一依据的最基本的标准。

②产品标准：指对产品的质量和规格所作的统一规定，是衡量产品质量的依据。

②方法标准：指为一些通用的试验、分析、检验、抽样等制定的标准。

④经济管理标准：如工资标准、价格标准、利率标准等。

⑤组织管理标准：如生产能力标准、资源消费标准、组织方式标准。

（2）按照标准的使用范围划分。

①国际标准：由国际批准和团体批准的标准，如国际标准化组织制定的国际标准（ISO 标准）。

②国家标准：由各国的标准机构制定的在本国范围内使用的标准。

③行业标准和专业标准：由行业主管部门或一些著名学术团体制定的一些适用于本行业、本专业的标准。

④企业标准：由企、事业或其上级有关机构批准、发布的标准。

⑥地方标准：由地方各级政府机构批准并适用于该行政区域的标准。

此外，按照标准适用的对象，标准可以分为技术标准、管理标准和工作标准三大类。按照标准的约束效力，标准分为强制标准和非强制性标准两类。按照标准的状态，标准又可分为现行标准、即将实施标准、被替代标准、废除标准等类别。

3. 《中国标准分类法》

《中国标准分类法》（*Chinese Classification for Standards*，CCS）是我国标准的通用分类方法，由国家标准局于 1984 年制定。《中国标准分类法》的体系结构以专业划分为主，类目表按照人类基本生产活动规律排序，由一级类目和二级类目组成，一级类目 24 个，由 24 个大写英文字母表示，二级类目由双位数字表示（见表 8-1）。

表 8-1 《中国标准分类法》一级类目表

A 综合	J 机械	S 铁路
B 农业、林业	K 电工	T 车辆
C 医药、卫生、劳动保护	L 电子元器件与信息技术	U 船舶
D 矿业	M 通信、广播	V 航空、航天

E 石油	N 仪器、仪表	W 纺织
F 能源、核技术	P 土木、建筑	X 食品
G 化工	Q 建材	Y 轻工、文化与生活用品
H 冶金	R 公路、水路运输	Z 环境保护

《中国标准分类法》在"A综合"大类中设置了9个标准通用类目，分别为"A00/09 标准化管理与一般规定""A10/19 经济、文化""A20/39 基础标准""A40/49 基础学科""A50/64 计量""A65/74 标准物质""A75/79 测绘""A80/89 标志、包装、运输、贮存""A90/94 社会公共安全"。而其他各技术领域，均按专业领域内容设置类目和类号，如"C医药、卫生、劳动保护"大类下的二级类目分别为"C00/09 医药、卫生、劳动保护综合""C10/29 医药""C30/49 医疗器械""C50/64 卫生""C65/74 劳动安全技术""C75/79 劳动保护管理"。

4.《国际标准分类法》

1988年以前的ISO标准分类是按制定标准的技术委员会（Technical Committees，TC）的名称设立的，如TC39 Machine tools（机械工具）。1988年以后ISO采用《国际标准分类法》（*International Classification for Standards*，ICS）进行分类。目前，ICS已成为国际通用的标准分类法。ICS类号采用数字号码，一级类目由两位数字组成，共设40个一级类目（见表8-2）。

表8-2　《国际标准分类法》一级类目表

01 综合、术语学、标准化、文献	35 信息技术、办公设备	73 采矿和矿产品
02 社会学、服务、公司（企业）的组织和管理、行政、运输	37 成像技术	75 石油及相关技术
07 数学、自然科学	39 精密机械、珠宝	77 冶金
11 医药卫生技术	43 道路车辆工程	79 木材技术
13 环境和保健、安全	45 铁路工程	81 玻璃和陶瓷工业
17 计量学和测量、物理现象	47 造船和海上建筑物	83 橡胶和塑料工业
19 实验	49 航空器和航天器工程	85 造纸技术
21 机械系统和通用部件	53 材料储运设备	87 涂料和颜料工业
23 流体系统和通用部件	55 货物的包装和调运	91 建筑材料和建筑物
25 机械制造	59 纺织和皮革技术	93 土木工程
27 能源和热传导工程	61 服装工业	95 军事工程
29 气工程	65 农业	97 服务业、文娱、体育
31 电子学	67 食品技术	
33 电信	71 化工技术	

（一）标准文献

1. 概念

狭义的标准文献主要是指由技术标准、管理标准、工作标准及其他规范性文件所组成的一种特种文献体系。广义的标准文献，除了各类标准外，还包括标准分类资料、标准检索工具、标准化期刊、标准化专著、标准化管理文件、会议文件、标准化手册、定型图册等。

2. 特点

标准文献作为一种特殊文献，除了具有科技文献的特点，还存在其自身特点。

标准文献描述详尽、可靠，具有法律效力。由于标准文献的技术成熟度高，且又作为一种依据和规范提出，因此它一方面描述的内容详尽、完整、可靠，另一方面具有一定的法律效力，使产品生产和工程建设有据可依。

标准文献单独出版、自成体系。标准文献无论是从编写格式、语言描写、内容结构还是审批程序、管理办法以及代号系统等都独自成为一套体系。标准文献一个最特殊的标志就是一份标准对应一个标准号，即使一份标准仅有寥寥数页也单独成册出版，一般一份标准只解决一个问题。

标准文献时效性强。标准文献随着技术水平的不断发展而弃旧更新。ISO 标准每 5 年复审一次，个别情况可以提前修订，以保证标准的先进性。我国在《国家标准管理办法》中规定国家标准实施 5 年，要进行复审，即国家标准有效期一般为 5 年，因此标准文献对于了解一个国家的工业发展情况和科学技术水平有很大的参考价值。

标准文献交叉重复、相互引用。从企业标准到行业标准直到国际标准之间并不意味着技术水平级别依次上升，在制定标准时，同一级别的标准甚至是不同级别的标准经常相互引用或交叉重复。

二、标准文献检索

（一）国家标准文献共享服务平台（http://www.nssi.org.cn/）

1. 概述

国家标准文献共享服务平台是由中国标准化研究院承担建设的国家级标准信息服务门户，提供资源检索、标准动态等服务。

该网络服务平台具有以下特点：

（1）拥有丰富的标准信息资源，包括中国国家标准、地方标准、行业标准，以及美国、英国、德国、法国、日本等国家标准和 ISO、IEC 等国际标准数据；

（2）数据具有完整性和权威性，其中，中国标准数据来自国家标准化管理委员会，国外标准数据来自国外标准化组织；

（3）大量国外标准著录了中文题名，提供从中文题名检索国外标准的途径。

2. 检索方式

国家标准文献共享服务平台面向社会开放，提供强制性国标检索/阅读、标准检索、期刊检索、专著检索、技术法规检索、标准内容指标检索等检索服务，涵盖简单检索、高级检索、专业检索和分类检索四种检索方式。

（1）简单检索：在网站首页有一个检索框，可以按标准号或关键词查询，这里的关键词检索是在中文标题、英文标题、中文关键词、英文关键词字段查询，如果输入的多个查询词之间用空格分隔，系统默认为逻辑"与"检索。

（2）高级检索：高级检索提供八个可检字段（关键词、标准号、国际标准分类、中国标准分类、采用关系、标准品种、年代号、标准状态）进行组配检索，而且可以选择不同字段之间关系来提供查全率或查准率。其检索功能更强大、更灵活（见图 8-12）。

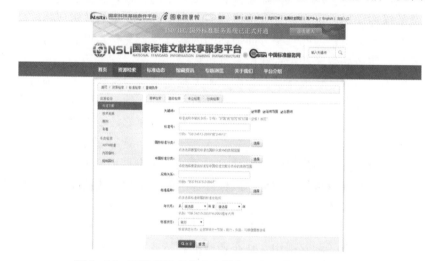

图 8-12 国家标准文献共享服务平台"高级检索"界面

（3）专业检索：编制检索公式，结合标准品种进行检索。

（4）分类检索：提供按"国际标准分类"或"中国标准分类"来浏览相关的标准。

3. 检索结果

检索结果以题录方式显示，内容包括标准号、中文标题、英文标题。单击名称链接可以浏览该标准的详细信息（用户经注册成为会员后可免费检索到相关的题录信息，但要获取全文还需缴纳一定费用）。

（二）万方知识服务平台中外标准数据库（http://www.wanfangdata.com.cn/）

万方数据资源系统的中外标准数据库收录了国内外的大量标准，包括中国 1964 年至今国家发布的全部标准、某些行业的行业标准及电气和电子工程师技术标准，同时收录了国际标准数据库、美英德等目的国家标准及国际电工标准，还收录了某些国家的行业标准，如美国保险商实验所数据库、美国专业协会标准数据库、美国材料实验协会数据库、日本工业标准数据库等。数据每月更新。

该系统提供简单检索、高级检索两种检索方式。检索字段包括标准类型、标准编号、任意字段、标题、关键词、发布单位、起草单位、中国标准分类号、国际标准分类号、发布日期、实施日期、确认日期和废止日期等 14 个选项。标准类型可提供下拉列表框，可以对标准类型进行限定；国别下拉菜单可提供中国、美国、澳大利亚、英国、德国、俄罗斯、日本、法国、国际及全部等 10 个限定选项。

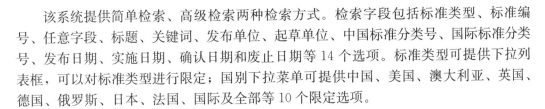

（三）中国知网（CNKI）标准数据库（http://www.cnki.net）

中国知网的标准数据总库是国内数据量最大、收录最完整的标准数据库，分为中国标准题录数据库（SCSD）、国外标准题录数据库（SOSD）、国家标准全文数据库和中国行业标准全文数据库。

中国标准题录数据库收录了所有的中国国家标准（GB）、国家建设标准（GBJ）、中国行业标准的题录摘要数据，共计约 13 万条。

国外标准题录数据库收录了世界范围内的重要标准，如国际标准（ISO）、国际电工标准（IEC）、欧洲标准（EN）、德国标准（DIN）、英国标准（BS）、法国标准（NF）、日本工业标准（JIS）、美国标准（ANSI）、美国部分学协会标准（如 ASTM、IEEE、UL、ASME）等标准的题录摘要数据，共计约 31 万条。

国家标准全文数据库收录了由中国标准出版社出版的、国家标准化管理委员会发布的所有国家标准，数量占国家标准总量的 90% 以上。

中国行业标准全文数据库收录了现行、废止、被代替及即将实施的行业标准，全部标准均获得权利人的合法授权。标准的内容来源于中国标准化研究院国家标准馆，相关的文献、专利、成果等信息来源于 CNKI 各大数据库。可以通过标准号、中文标题、英文标题、中文关键词、英文关键词、发布单位、摘要、被代替标准、采用关系等检索项进行检索。

该平台提供初级检索、高级检索、专业检索三种检索方式，检索页面左侧有中国标准分类、国际标准分类、学科导航等导航栏，用户可以通过导航链接直接获得某一类目、学科的标准信息。中国标准数据库、国外标准数据库的检索字段相同，主要有中文标准名称、英文标准名称、中文主题词、英文主题词、标准号、发布单位名称、发布日期、被代替标准、采用关系、摘要等。国家标准全文数据库的检索字段有中文标准名称、标准号、起草单位、起草人、采用标准、发布日期、中国标准分类号、国际标准分类号等。

（四）国外标准文献检索

1. ISO 国际标准化组织在线（http://www.iso.org）

ISO 国际标准化组织在线是国际上权威的标准制定单位，也是世界上最大的非政府性标准化专门机构，其主要活动是制定国际标准、协调世界范围内的标准化工作。通过 ISO 国际标准化组织在线可查询国际标准信息。

在主页右上角单击"Search"按钮就可进入检索页面，网站提供简单检索、高级检索、分类浏览与扩展检索等方式。高级检索中可选择检索范围包括颁布标准、即将实施标准、撤销标准、废除标准，检索字段包括关键词或短语、ISO 标准号码、文档类型、语种、日期、标准委员会等限定条件（见图 8-13）。

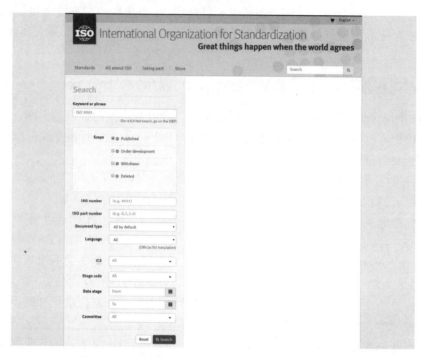

图 8-13　ISO 国际标准化组织在线"高级检索"界面

检索结果提供相关标准的类号、标准名称、标准号、版次、页数、编制机构、订购全文的价格等信息。如果需要订购全文，则要单击相应的图标，并填写相关的个人资料、付款方式及全文的传递方法。

2. NSSN（National Resource for Global Standards）网站（http://www.nssn.org）

NSSN 是由美国国家标准学会（ANSI）管理、维护的一个全球标准文献搜索引擎，可以免费查询世界上 600 多个标准组织制定的 30 多万个标准。NSSN 提供标准全文的获取信息（包括联系电话、标准组织的网址等，用户可以在线购买标准全文），还提供标准的跟踪服务（需登录）。

NSSN 网站检索标准文献有简单检索和高级检索两种方式。

（1）简单检索：在网站首页的检索框中输入检索词，选择检索入口：Find Title、Abstract or Keywords（默认为此检索入口）或者 Find Document Number。前者是在标准名称、摘要、委员会、开发者、关键词等中查询，后者是在标准号字段中检索。在前者中检索时，系统会自动搜索检索词及其相关变化形式；若输入的多个检索词之间以空格分隔，默认为逻辑"与"检索；可以使用双引号进行短语检索；系统不区分字母的大写。在标准号字段检索时，可以输入完整的标准号，也可以输入标准号的一部分。

（2）高级检索：NSSN 高级检索提供了多个检索选项，包括选择检索字段（包括标准号、标准名称、全部字段，若选择全部字段，则在标准号、标准名称、摘要、委员会、关键词中查询）、选择检索词的匹配方式（全部词、任一词、短语、布尔逻辑检索）、限定标准的制定者及标准的范围等，同时还可以设置检索结果返回的最大记录量及每页显示的记录数量。

检索结果以题录形式显示，包括 document # （标准号）、title（标准名称）、developer（制定者）、ordering information（订购信息）。单击表格上的名称可以对检索结果核相应的项目排序。例如，单击 title，结果会按标准名称排序。

第三节　学位论文与会议文献检索

一、学位论文

学位论文是高等院校和科研单位的毕业生为取得学位而向有关方面呈交的体现其学术研究水平并供审查答辩用的学术性研究论文，分为学士论文、硕士论文和博士论文，但在检索意义上一般指的是硕士和博士学位论文。

（一）学位论文的特点

学位论文是具有一定学术价值和情报价值的重要资源，具有专业性、知识性、独创性等特点。高校学生可通过借鉴学位论文的表述特点和科研方法，进一步提高对科研工作科学性、创新性的认识，提高写作学位论文的能力。

（二）学位论文检索

国内学位论文的检索主要通过中国优秀博硕士学位论文全文数据库、中国学位论文全文数据库、CALIS 高校学位论文数据库进行查询；港台地区学位论文的检索则主要通过香港大学学位论文库、台湾博硕士论文咨询网、台湾部分高校学位论文库进行查询；国外学位论文检索主要有国际学位论文文摘、Dissertaion Abstracts International 等。

1. 国内学位论文检索

（1）中国优秀博硕士学位全文数据库（http://www.cnki.net）。

中国优秀博硕士学位全文数据库（China Doctoral Dissertations&Masters Theses Full text Databases，CDMD）是 CNKI（China National Knowledge Infrastructure，中国知识基础设施工程）的系列产品之一，是目前国内资源最完备、收录质量最高的博硕士学位论文全文数据库。该数据库每年收录全国 300 家硕博士培养单位的优秀博、硕士学位论文约 20000 篇，覆盖理工、农业、医药卫生、文史哲、经济政治与法律、教育与社会科学、电子技术与信息科学学科。CNKI 中心网站及数据库交换服务中心每日更新，专辑光盘每半年更新（见图 8-14）。

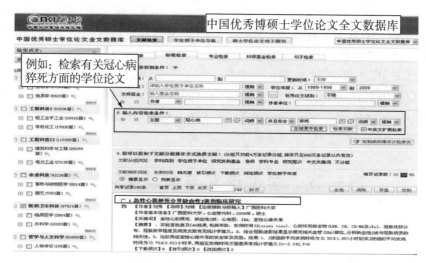

图 8-14 中国优秀博硕士学位全文数据库标准检索界面

（2）中国学位论文全文数据库（http://wangfangdata.com.cn）。

中国学位论文全文数据库（China Dissertation Database，CDDB）是万方数据知识服务平台的重要组成部分。中文学位论文收录始于 1977 年，精选全国重点学位授予单位的硕士、博士学位论文以及博士后报告。内容涵盖理学、工业技术、人文科学、社会科学、医药卫生、农业科学、交通运输、航空航天和环境科学等各学科领域，是我国收录数量较多的学位论文全文数据库，充分展示了中国研究生教育的庞大阵容（见图 8-15）。

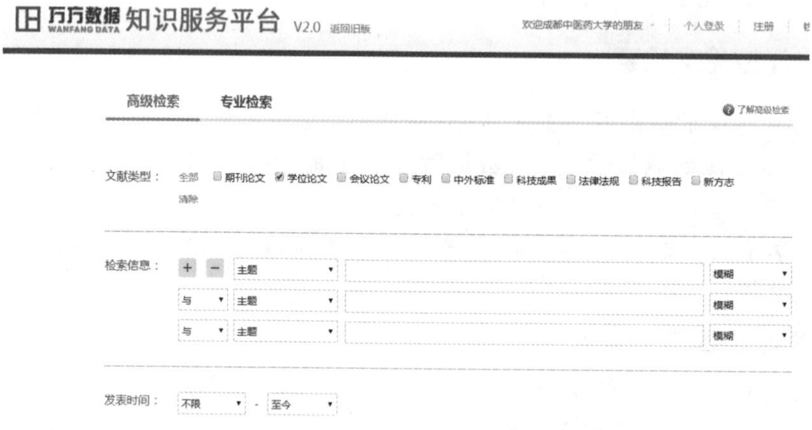

图 8-15 中国学位论文全文数据库高级检索界面

（3）CALLS 高校学位论文库（http://etd.calis.edu.cn）。

CALLS 高校学位论文库是中国高等学校数字图书馆联盟（China Academic Digital Library Alliance，CALLS）自建数据库之一，由 CALLS 全国工程文献中心（清华大学图书馆）负责组织协调全国各高校合作建设。CALIS 收录了国内 80 余所高校从 1995

年至今的博硕士学位论文的文摘信息，数量约 25.8 万条，内容涵盖自然科学、社会科学等各个学科领域。CALIS 除了提供每篇学位论文的中文摘要外，大多数还提供英文摘要，且摘要较为详细。

CALIS 有基本检索和高级检索两种检索方法。在基本检索中，可从题名、作者、导师、作者单位、作者专业、摘要、分类号、主题和全字段进行查询。CALLS 能检索到论文的题录或文摘。用户若需要获取论文全文，可向论文收藏单位或论文作者所在高校图书馆联系索取（见图 8-16）。

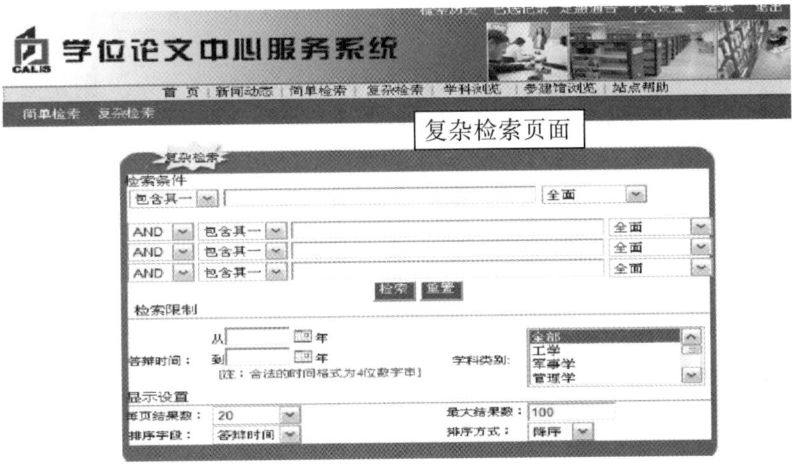

图 8-16　CALLS 高校学位论文库复杂检索界面

2. 国外学位论文检索

（1）国际学位论文文摘。

国际学位论文文摘（Dissertation Abstracts International，DAI）由美国密歇根州国际大学缩微复制品公司（University Microfilms International，UML）编辑出版，月刊，主要收录美国、加拿大和其他国家共 500 多所大学和研究机构的学位论文摘要，但不包括专科大学的专科学位论文。报道内容以科技方面为多。DAI 根据学科和区域，分 A、B、C 辑出刊。

A 辑：人文与社会科学（Humanities and Social Sciences），月刊，收录美国大学和研究机构的博士论文。其内容包括政治、经济、文化各个方面。

B 辑：科学与工程（Science and Engineering），月刊，收录美国和加拿大大学和研究机构的博士论文，其内容涉及自然科学和工程技术的各个领域，其中包括生物学、化学、食品工艺学、工程机械、微生物学、生物化学等学科。

C 辑：欧洲学位论文（European Dissertation），季刊。内容为 A、B 两辑的学科范围，报道仅限于欧洲的大学博士论文。

DAI 正文有详细的文摘说明，正文部分分类编排，其著录内容有：论文题名、著者、授予学位、授予学位院校、年份、页效、导师以及订购号与文摘。正文后有关键词索引和著者索引，关键词取自论文题名。关键词索引和作者索引均另行单独出版年度

（卷）累积本。检索可利用正文前分类目次，根据要求找到相关类目，依据页码在正文中查阅所需学位论文或利用关键词索引、著者索引查找。

（2）PQDD博硕士学位论文数据库（http://proquest. calis. edu. cn）和ProQuest学位论文全文数据库（https://www. proquest. com）。

PQDD博硕士学位论文全文数据库（ProQuest ProQuest Digital Dissertations，PQDD）是美国ProQuest Information and Learning公司（UMI公司）出版的博、硕士论文数据库，其中的"博硕士学位论文数据库"是世界著名的学位论文数据库，收录1861年起欧美2000余所大学文、理、医、农、工等领域的学位论文摘要，同时提供大部分论文的全文订购服务。

ProQuest学位论文全文数据库（https://www. proquest. com）则是由国内部分高校、学术研究单位和公共图书馆共同采购PQDD中部分学位论文的全文，集成的一个博士论文全文数据库（图8-17）。2003年2月，中国高等教育文献保障系统（CALIS）联合国内部分高校、学术研究单位引进ProQuest的PDF全文，并在CALIS建立了PQDD本地服务网。目前"ProQuest学位论文全文中国集团"在国内建立了三个镜像站：CALIS镜像点（http://pqdt. calis. edu. cn）、上交大镜像（http://pqdt. lib. sjtu. edu. cn）、中信所（http://pqdt. bjzhongke. com. cn/AdvancedSearch. aspx）入口。您可登录其中任一网站检索并下载全文（图8-18），或者通过ProQuest平台直接访问。其是目前国内唯一提供国外高质量学位论文全文的数据库，是学术研究中十分重要的信息资源。

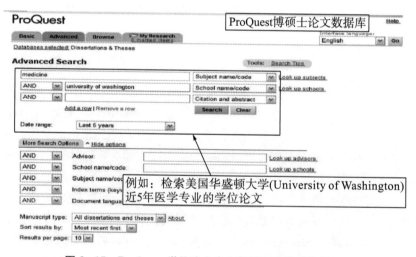

图8-17　ProQuest学位论文全文数据库高级检索界面

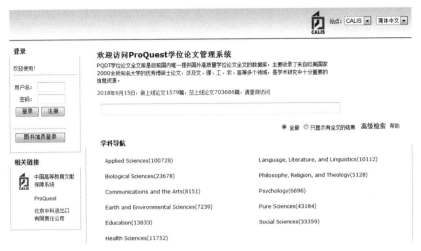

图 8-18 ProQuest 学位论文全文数据库中文版入口登录界面

（3）NDLTD 学位论文数据库（http://www.ndltd.org）。

NDLTD 学位论文数据库（Networked Digital Library of Theses and Dissertations，NDLTD）是由美国国家自然科学基金支持的一个网上学位论文共建共享项目，为用户提供免费的学位论文文摘，还有部分可获取的免费学位论文全文（见图 8-19）。根据作者的要求，NDLTD 文摘数据库链接到的部分全文分为无限制下载、有限制下载、不能下载几种方式。目前全球有 170 多家图书馆、7 个图书馆联盟、20 多个专业研究所加入了 NDLTD。

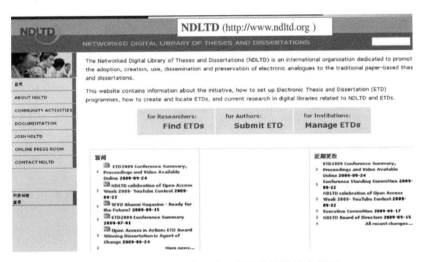

图 8-19 NDLTD 学位论文数据库快捷检索界面

与 ProQuest 学位论文数据库相比，NDLTD 学位论文库的主要特点就是学校共建共享、可以免费获取。另外由于 NDLTD 的成员来自全球各地，所以覆盖的范围比较广，有德国、丹麦等欧洲国家和中国香港、台湾地区的学位论文。但是由于文摘和获取全文都比较少，适合作为国外学位论文的补充资源利用。

二、会议文献

全世界每年要召开很多生物医学会议。这些学术会议的议题往往是当代生物医学的重大议题，这些新问题、新见解、新成果和新进展多在学术会议上首次提出。另外，从这些会议中还可以找到某些专题研究世界范围内的学科带头人、主要专家学者及其他们所在的国家和机构信息，是出国考察、进修或进一步查找文献的重要线索。因此，会议文献作为了解世界各国科技发展水平和动向的重要信息源。

（一）概述

会议文献是了解世界各国科技发展水平和动向的重要信息源，包括参加会议者预先提交的论文文摘，在会议上宣读或散发的论文，会上议论的问题、交流的经验和情况等经整理编辑加工而成的正式出版物等。会议文献是一种比较重要的文献情报资源，具有学术性强、内容新颖和质量高等特点，可以充分反映出一门学科、一个专业的研究水平和最新成果。

（二）会议文献的类型、功能与特点

1. 会议文献的类型

按参加者规模、会议召开的时间先后及会议文献的出版形式进行划分：

（1）按参加者规模分。

①国际性会议：分"世界"和"国际"两种。"世界会议"是指世界各大地区（洲）都有代表参加的会议；而"国际会议"是指由某一国际组织或两个以上国家联合召开的会议，也指一个国家组织召开的有一定数量的外国专家参加的学术会议。

②全国性会议：由全国性的各专业学会、协会或几个单位联合召开的会议。

③地区性会议：由各地区和基层部门组织召开的学术会议。这类会议具有数量较多、规模小、专业性强的特点，但信息的收集一般也较难。

（2）按会议召开的时间分。

①会前文献（Preconference Literature）：一般是指在会议前预先印发给代表的论文、论文摘要或论文目录。

②会间文献（Literature Generated during the Conference）：主要包括会议议程、开幕词、讲演词、讨论记录和会议决议。

③会后文献（Post Conference Literature）：主要指会议结束后正式出版的会议论文集等，它是会议文献的主要组成部分。由于会后文献经过会议的讨论和作者的修改、补充，其内容一般比会前文献更准确、成熟。

（3）按出版形式分（主要指会后文献）。

①图书：大多数会后文献以图书形式出版，称为会议录或会议专题论文集。

②期刊：有不少论文会以特辑、专刊和增刊专栏等形式发表在期刊上。

③科技报告：有些会后文献以科技报告的形式出版，如美国四大报告（AD、FB、

DOE、NASA）中常编入会议文献，且都有会议文献的专门编号。

④视听资料：由于会议录等出版较慢，国外有些学术会议直接将开会期间的录音、录像等视听资料在会后发售。

2. 会议文献的功能

会议文献作为众多信息源的一种，与其他文献资料不同，不仅在于它的出版形式特殊，内容特别，而且还在于它具有独特的功能。

①信息库的功能。

随着科学技术迅猛发展，学科越分越细，分支学科、边缘学科层出不穷，学科之间的交叉渗透也更为显著。一项新技术、新发明、新理论可以同时涉及许多学科的内容。据统计，一种专业的科技文献，在本专业杂志上发表数量只占50％。因此，会议文献的功能便更加突出，它能向用户提供优化的信息。

②导向功能。

各种学术会议，尤其是定期召开的各种国内、国际会议，一般都是国内外的权威专家们云集的场所，他们提交的论文一般都具有不可比拟的指导性。会议信息的内容代表着目前该领域的最高水平和最新动态，通过会议的交流，可以预测国内外该研究领域今后的发展方向和发展趋势。因此，会议文献具有指引该研究领域方向、预测未来发展方向的导向作用。

③综合功能。

会议文献是在博采众多理论、技术之后，报道现有的理论、技术发展水平，因此它具有综合的功能。

（三）会议文献的形式

会议文献以光盘、视频点播或视频会议的形式进行发布。"中国会议在线""SPIRES"等网站均提供了部分会议的视频资料，可以让研究人员更为直观了解会议情况和信息技术方法。会议文献网络发布呈现多元化的发展趋势，包括个人、学术团体、高等院校、科研机构等，都可以及时提供专题会议信息。各种形式会议文献为用户提供了很大方便，其中文摘信息是容易获得的，但是获得文献全文有一定的限制。

（四）会议文献检索

1. 通过搜索引擎查询

查找会议文献，除了可以通过传统的手工检索工具进行检索外，也可以通过Internet互联网查询，如通过综合性网站如"百度""Google"的搜索引擎，在分类浏览或在检索框中输入"会议""meetings""conference""congress""council""seembly""scission"等关键词，均可找到很多医学会议信息（见图8-20）。

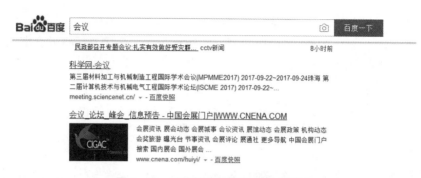

图 8-20　百度搜索引擎快速检索界面

2. 通过医学会议网站查询

（1）医生指南会议资源中心（http://www.docguide.com/crc.nsf/web-bySpec）。

医生指南会议资源中心（Doctor's Guide Congress Resource Centre）收录的会议信息比较全面。其收录的会议信息按照专业（by specialty）、会议日期（by date）和会议地点（by location）三种方式组织（见图 8-21）。

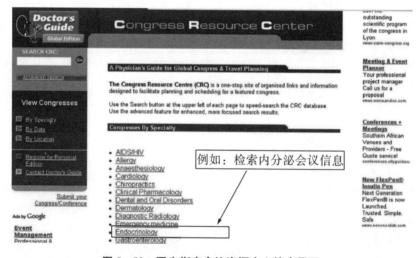

图 8-21　医生指南会议资源中心检索界面

（2）医生旅行和会议指南（http:// www.ptmg.com）。

医生旅行和会议指南（Physicians Travel&Meeting Guide，PTMG）是在线 CME 和非认证的专业医疗会议。它提供了 2000 多个未来医疗会议的详细列表，可按日期（by date）、专业（by specialty）、地点（by location）和关键词（by keyword）搜索，其所包含的各类会议信息为全球医生的继续教育提供学习和提高的机会。每日更新。每份名单均载有主办机构、会议的主题或名称、可用信贷、登记费、娱乐活动和与会者的特别活动，以及联系信息和登记机会。"Add a Meeting"是系统提供的可由用户提交会议信息的表单，用户可以将所知道的会议信息添加到系统中去，作为与读者共同建设的项目（见图 8-22）。

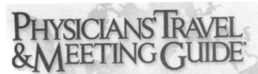

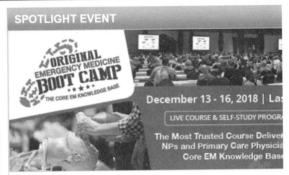

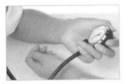

图 8-22 医生旅行和会议指南检索界面

3. 通过专业检索工具查询

专门检索会议文赋的检索工具主要有《世界会议·医学》（*World Meeting： Medicine*）、《会议论文索引》（*Conference Paper Index*，CPI）、《科技会议录索引》（*Index to Scientific and Technical Proceedings*，ISTP）等。

（1）《世界会议·医学》。

《世界会议·医学》由美国麦克米伦出版公司于 1978 年创刊，现为季刊。作为该公司出版的 4 个分册中的一个分册，主要预告两年内在世界 100 多个国家 200 多个地区将要召开的各种学术会议消息。《世界会议·医学》由正文和索引两部分组成，会议条目包括会议名称、地点、日期、主板机构、论文截止日期和联系方式等主要信息。

（2）《会议论文索引》。

《会议论文索引》由美国剑桥科学文摘公司于 1973 年创刊，为双月刊。该索引收录有关生命科学、化学、物理、地球科学及工程技术等学科领域的专业会议论文，每年报道 7 万余篇会议论文，其来源主要是会议预报中的论文篇名或会前预印的文摘本，可与世界会议配合使用，借以了解会议的其他信息。CPI 的主体部分（Citation Section）按学科分类类目的字顺排列，各类目下按会期先后次序排列所报道的会议。辅助索引有主题索引和著者索引。

（3）《科技技术会议录索引》。

《科技技术会议录索引》于 1978 年创刊，月刊，现由美国科学情报研究所（ISI）编辑出版，内容涉及医学、生命科学、物理、化学、工程、农业和计算机等多个学科。其以题录的形式报道 4000 多个国际会议发表的重要论文，提供 2 万篇科技会议论文的题录，是全面了解世界会议文献的重要检索工具。目前 ISTP 有印刷、光盘版和网络版三种出版形式，其光盘量数据库包括 1996 年至今的全部数据，在线查询可查询 1978 年以来的数据，并且每周更新数据。每期 ISTP 分为正文和索引两部分。

学习小结：

学位论文是具有一定学术价值和情报价值的重要资源，具有专业性、知识性、独创性等特点，主要从国内外学位论文数据库获取。会议文献是了解世界各国科技发展水平和动向的重要信息源，主要通过搜索引擎、医学会议网站和专业检索工具查询等方式获取。

复习思考题：

1. 学位论文具备哪些特点？

2. 国内学位论文常用的检索数据库有哪些？

3. 会议文献有哪几种类型及其功能、特点？

参考文献

[1] 高巧林，章新友. 医学文献检索 [M]. 北京：人民卫生出版社，2016.

[2] 徐云，张倩. 医学信息检索 [M]. 2 版. 武汉：华中科技大学出版社，2015.

[3] 毕玉侠. 药学信息检索与利用 [M]. 北京：中国医药科技出版社，2015.

[4] 蒋葵，董建成. 医学信息检索教程 [M]. 南京：东南大学出版社，2015.

[5] 杨克虎. 卫生信息检索与利用 [M]. 北京：人民卫生出版社，2014.

[6] 谢志耘. 医学文献检索 [M]. 北京：北京大学医学出版社，2010.

[7] 赵文龙，吕长虹. 医学文献检索 [M]. 北京：科学出版社，2001.

[8] 黄燕. 医学文献检索 [M]. 北京：人民卫生出版社，2009.

第九章　文献积累和利用

学习目的

通过学习文献积累的方法，熟悉常用文献管理软件的使用方法，掌握利用文献的能力，为撰写学术论文和开展科研工作打下基础。

学习要点

掌握文献积累的方法，文献管理软件的使用方法，综述的选题与撰写要求。

第一节　文献积累

科学成就是一点一滴地积累起来的，无论从事科学研究还是撰写论文，文献资料的积累都是重要的前提条件，只有储备翔实充分的文献资料才能进行继承和创新。

一、文献资料搜集的方法

资料搜集是文献积累的基础，要善于利用现有的检索工具和数据库，熟练运用前面章节介绍的文献检索策略与方法，对本专业文献做全面、准确的检索。阅读则是文献积累的关键，为提高积累文献资料的效率，一般应遵循以下原则进行阅读：

（1）先中文后外文。一般中文文献查阅速度较快，有助于对所研究课题形成系统化认识，为检索外文文献打下基础。同时中文文献可能引证了外文文献，可再作进一步检索。

（2）先近期后远期。先从最新、最近的文献开始，追溯以往的文献，这可以迅速了解现在的专业水平和最先进的理论观点及方法手段。而且近期文献资料常附有既往文献线索可供选择。

（3）先综述后专题。查阅综述文章，可迅速了解有关课题的历史、现状、存在的问题和展望。综述之后列有许多文献线索，可帮助扩大文献资料来源。通过阅读对感兴趣的问题就有了较全面的认识，在此基础上可继续有目的地查阅有关专题论著。

二、文献的记录

记录资料是在搜集文献、阅读文献过程中随时进行的工作，是积累资料的重要手段。

（一）记录的内容

记录的内容包括：文献资料中具有独创性的观点、见解和看法，具有说服力的事实材料、数据或新颖的论据资料，资料中所引述的争议性意见或作者与别人进行争议的内容，或阅读资料过程中的心得等。记录一般有提纲式、提要式、摘录式、标记批语及心得体会等几种方式。

（二）记录的形式

（1）手工记录。

①卡片：用卡片收集和积累文献资料一般有题录式和文摘式两种方式。卡片记载文献资料可简可繁，编写的文献卡片可根据个人专业需要进行分类保存。

②活页本：用活页本记录资料的格式要求基本同卡片，但应该将活页右边空出约1/3边，便于以后添加心得体会等。活页本也便于归类整理，但排列调动、查找时都不如卡片方便灵活。

③专题本：用笔记本记录所查专题的相关文献资料，具有携带方便，不易散失，篇幅不受限制等优点，但使用时不方便。

④剪贴与复印：将报纸、图书、期刊上某些内容剪裁下来，或复印后再做剪裁，贴在卡片或专门的笔记本上。应注明资料的出处，便于以后使用。

（2）计算机记录。

①数字化加工与下载：将印刷型资料通过扫描仪、数码相机等设备转换为电子型文献，或将网络、数据库中的有关资料下载下来，然后分门别类辑录在一起，输入存储介质中。可以对所积累的各种相关文献资料，如文本资料、图片资料、视频资料、音频资料等，加以分类、建立文档以备使用。

②计算机辅助管理：利用计算机文献管理工具辑录和管理文献，包括非专业化管理工具如 Excel、Word 等，专业化管理工具如 NoteExpress、EndNote 等。

三、文献资料的整理、分类与分析

对经过各种渠道收集到的文献资料，需进行整理、分类和分析，使之成为完善有序并且可随时应用的文献资源，以便保存、检索、发挥其更高的实用价值。

（1）分类编目。资料的整理工作主要是分类工作。分类是为各资料间相互找联系、寻关系的逻辑方法，是作者独立思考产生创意的基础。如区分纲领性、技术性、介绍

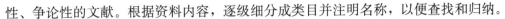

性、争论性的文献。根据资料内容，逐级细分成类目并注明名称，以便查找和归纳。

（2）个别整理。①按一定逻辑顺序对报刊剪贴、摘抄，卡片资料整理成资料体系。②按发展顺序对读书笔记型资料的排列整理。③对有多种用途的资料特殊对待，另加标准。

（3）善于利用。通过经常翻阅所存资料，分析对比资料的价值，及时补充新的精选资料，可随时掌握本专业发展的前沿，探测研究的方向和课题，以提高资料的利用率。撰写专业综述或评述是行之有效的文献整理方法。

第二节 文献管理软件

文献管理软件（Reference Management Software，RMS），顾名思义就是记录、管理文献的一类软件。目前国内外常用的文献管理软件有很多，比如 EndNote、Procite、Reference Manager、Biblioscape、NoteExpress、医学文献王以及基于网络的 EndNote Web 和 RefWorks 等。这些文献管理软件各有特色，但都具有以下基本功能：建立个人文献数据库，汇聚管理所获取的文献信息，支持批量导入或导出文献，对个人文献数据库进行检索，支持网络全文链接或本地附件链接，支持论文写作参考文献插入和按期刊投稿要求转换论文的格式。

一、常用的个人文献管理软件

（1）EndNote。EndNote 是一款国际通用的文献管理软件。通过 EndNote 可以连接上千个数据库进行信息检索，并将检索到的相关文献导入并储存到 EndNote 中，建立个人文献数据库，并对数据库内所存储的文献进行分组、检索、排序、去重、添加笔记、附件管理及文献分析等一系列操作。EndNote 可与 Word、PowerPoint 无缝衔接，在论文写作过程中，可根据投稿期刊的不同要求，在论文中快速插入参考文献，并生成规定格式的参考文献列表。此外，EndNote 还有在线版本 EndNote Web，同步在线可以在任何地方、任何时候使用保存的文献信息，与他人共享文献信息并开展合作。

（2）NoteExpress。NoteExpress 是国内开发的一款较为优秀的文献管理软件，它可以通过各种途径高效、自动地检索、下载、管理文献资料和文件。NoteExpress 拥有非常多的获取文献资料的互联网数据源，它支持绝大多数流行的文献导入格式，以及自己编辑的文献格式。NoteExpress 可以嵌入 Word 环境中使用，按照各种期刊的要求自动完成参考文献引用的格式化。同时 NoteExpress 可作为个人知识管理系统，通过笔记功能及数据分析功能获取有价值的隐性知识。

（3）RefWorks。RefWorks 是一个基于网络的文献管理工具，基于网络的设计，意味着不需要下载软件或进行软件升级，可以从任何一台接入互联网的计算机访问注册的个人数据库，与他人共享个人数据库。同样 RefWorks 拥有从多种数据源导入参考文献，创建多种格式的书目，在撰写论文时自动加入引文等功能，从而帮助我们更有效地管理研究工作。

（4）医学文献王。医学文献王是一款面向医生、医学研究生、医学科研工作者的个人文献管理工具，在检索文献、保存与管理文献、全文获取、撰写文章的整个流程中提供帮助。可获取 PubMed 数据库中提供的免费全文，并实现授权数据库的全文获取。同时医学文献王提供 MeSH 主题词检索，帮助确定准确的医学主题词，提供多种副主题词的组配，提高检索效率和质量，并可进行医学专业词汇批量汉化，辅助阅读外文题录。

二、EndNote 的使用方法

EndNote 由 Thomson Corporation 推出，是最早出现的参考文献管理工具之一，分单机版和 EndNote Web 版。本节将以 EndNote X2 单机版为例简介其功能和特点。

（一）安装 EndNote

用户可以到主页 http://thomsonreuters. com/en. html 或 http://endnote. com/downloads 免费下载试用。软件提供了标准的 Windows 或 Mac 系统的安装向导，按提示操作即可完成安装。

（二）建立个人数据库

（1）建立个人数据库：打开 EndNote，在 "File" 菜单下点击 "New"，新建个人数据库。系统会提示输入文件名，指定要保存的路径，便可以很快建立一个 EndNote 空数据库文件（图 9-1）

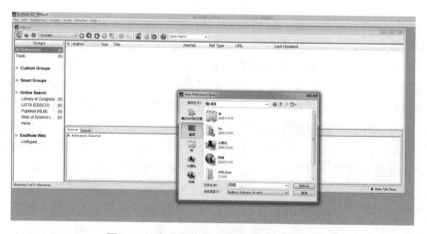

图 9-1　建立名为 "中风" 的个人数据库

（2）获取文献信息：EndNote 可通过在线检索、数据库检索结果批量导入和手工输入来获取文件信息。

①在线检索：EndNote 可以在线检索全世界绝大多数的外文文献数据库（以 PubMed 为例）。进入 EndNote，从 "Tools" 菜单下点击 "Online Search"，出现

"Choose A Connection"对话框（图9-2），从对话框中选择PubMed数据库，选定的数据库就会被添加到在线搜索组，并出现检索框。或者通过设置常用的数据库（PubMed），及在Edit菜单下面的Connection Files中打开数据库链接（Open Connection Manager），出现"Endnote Connections"界面（图9-3），然后勾选常用的数据库，关闭界面，选定的数据库就会自动添加到在线搜索组，再点击某数据库进入检索界面。

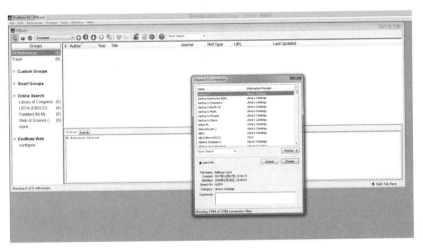

图9-2　"Choose A Collection"对话框

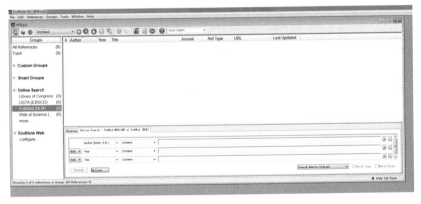

图9-3　"Endnote Connections"界面

应用EndNote在线检索PubMed数据库（图9-4），检索框中选择Mesh主题词字段输入检索关键词stroke和diet therapy点击"Search"，返回检索结果148条符合条件的记录，点击"OK"即可全部下载。在上面两个方框中也可以对数字进行修改，如将148改为10，将只下载前十条文献记录。点击"OK"，出现下载界面。待下载完成后EndNote自动将这些文献保存在当前数据库的在线文献组（Online References）中，可以选择删除这些文献，也可以将之添加到Groups组中。

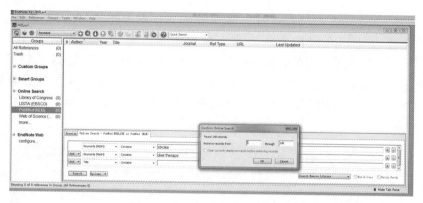

图 9-4　PubMed 在线检索窗口

　　②数据库检索结果批量导入：目前，有很多网上数据库能直接输出文献到文献管理软件的功能（以 Web of Science 为例）。使用者可以先到 Web of Science 数据中检索，选择主题字段，输入检索关键词 stroke 和 nursing 点击"Search"，共检索到 1690 条参考文献，在"保存为其他文件格式"的下拉菜单中点选保存至 EndNote desktop，选择输出形式及记录条数（图 9-5），点击"发送"，检索结果即导入到 EndNote 中（图 9-6）。注意 EndNote 的界面变化，系统将自动创建一个"imported references"，以存放从网上数据库导入的文献。用户可以将这些文献加入自己的用户组中去。需要注意的是，因为不同的数据库组织文献信息的字段不同，必须选择与数据库相对应的滤镜（import filters），才能使 EndNote 将文献顺利导入。

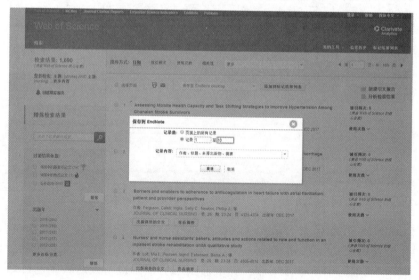

图 9-5　检索结果下载界面

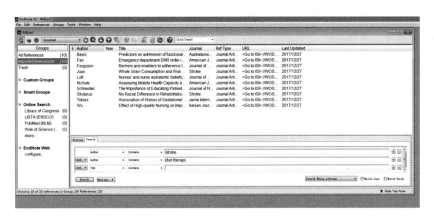

图9-6 检索结果导入界面

③手工输入：手工输入主要针对无法直接获得电子文本的文献。在"References"菜单下选择"New Reference"，在"Reference Type"中选择参考文献类型如期刊论文（Journal Article）、著作（Book）、专利（Patent）等，每条文献记录由多个字段组成，只需在EndNote给出的文献信息模板中依次填写作者（Author）、年份（Year）、标题（Title）等信息即可（图9-7）。

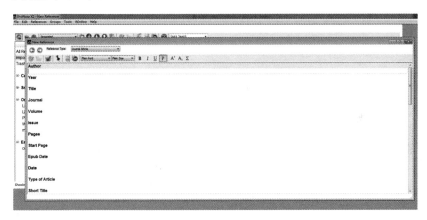

图9-7 手工添加文献界面

（三）管理个人数据库

EndNote可以有效地对所获文献进行管理，使这些文献信息按照一定的格式和顺序显示，便于查找和利用。主要方法有以下几点：

（1）分组管理文献：通过菜单栏的"Groups"→"Create Group"；或者在组面板中单击右键，在快捷菜单中选择"Create Group"；或者选择要放到"Groups"组的文献，再从"Groups"菜单中选择"Add References To"→"Create Group"。例如，将保存到"中风"的个人数据库的文章根据主题的不同分成膳食疗法组和护理组（图9-8）。Smart组是运用搜索策略建立起来的，当向库添加文献或者编辑文献时，Smart组的文献能够自动地更新，从而及时了解文献变化。

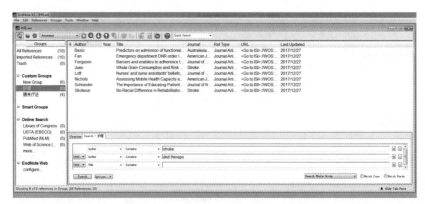

图 9-8　分组管理"Groups"界面

（2）检索：在 EndNote 工具栏右侧的"Quick Search"输入框中输入文献的特征信息（某个字段的信息），即可迅速在个人数据库的指定组别或全库中找到相应的文献，或者通过题录信息栏上方的高级检索进行多条件组合的检索。例如，通过高级检索查找膳食疗法组中作者名出现 Skolarus 的文献（图 9-9）。

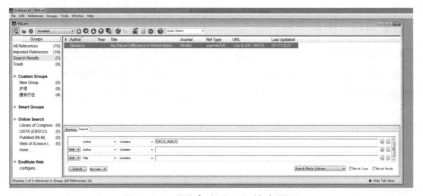

图 9-9　"膳食疗法组"检索界面

（3）排序：文献的排序，只需要选择菜单栏的"Tools"→"Sorting Library"，例如，对膳食疗法组中的文献按照指定排序的字段依据"Year"，就会按出版年降序排列（图 9-10），点击旁边的次序图标，次序就会反过来。

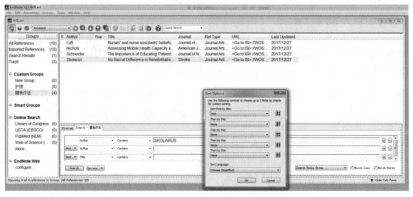

图 9-10　按"Year"字段排序界面

（4）去重：通过菜单栏中的"Reference"→"Find Duplicates"即可查看重复的参考文献。例如，对膳食疗法组中的文献进行去重（图 9－11），通过"Keep This Report"选择需要保留的文献。

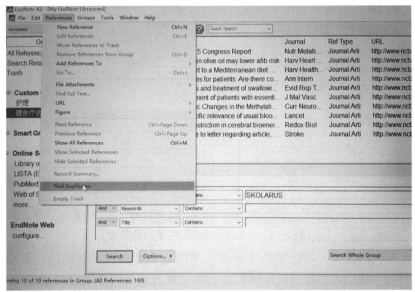

图 9－11　"Find Duplicates"菜单界面

（5）删除和复制文献：通过菜单栏的"Edit"→"Cut"可以删除选中的参考文献，菜单栏的"Edit"→"Copy"可以复制选中的参考文献，通过"Paste"粘贴至其他组别或其他个人数据库。

（6）笔记与附件管理：双击任意一条文献记录，即可对该文献记录的各字段进行编辑，字段中的"Research Note"是专门供使用者做笔记的，在该字段输入的内容会自动保存在文献记录中。一条文献可能会有若干个文件与之对应，例如网页、表格、图片、PDF 文档、Word 文档以及 CAJ 等格式的电子文档。管理附件的方式有两种，一是保存在 Figure 字段中，二是保存在 File Attachments 字段中。Figure 字段一般用来保存图形、图表和表格类型的文件，一条文献只能存放一个文件；而 File Attachments 字段可以存放多个文件。例如，对选定文献添加相关的 Word 文档（图 9－12）。

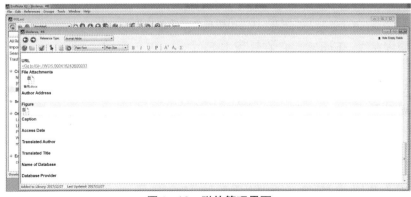

图 9－12　附件管理界面

（7）设置：通过菜单栏的"Edit"→"Preference"打开"EndNote Preferences"（偏好设置）对话框，可对 EndNote 的外观和功能进行设置。包括设定显示参数、格式参数以及其他一些选项。例如，Display Fonts 用来设置 EndNote 所显示的字体，Library 标签设置文献列表窗口中文献的字体与字号（图 9—13）。

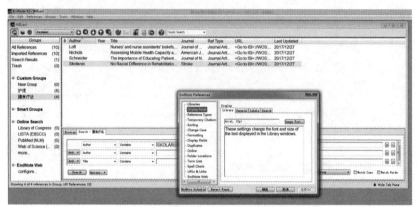

图 9—13　"preference"字体设置界面

（8）分析：EndNote 可以对个人数据库中所有文献的作者、机构、关键词等字段进行统计分析，帮助用户有针对性地阅读文献。通过菜单栏中的"Tools"→"Subject Bibliography"，可选择字段进行统计分析。例如，对膳食疗法组中的文献进行作者分析，显示出每一位的发文数量（图 9—14）。

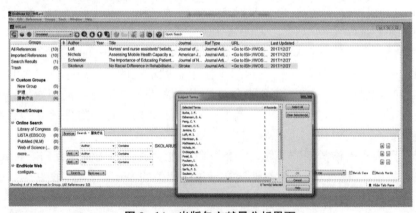

图 9—14　出版年文献量分析界面

（9）同步在线：EndNote 的在线版本 EndNote Web 可以实现同步在线，点击快捷工具栏中的 Sync Library 图表，可以将 EndNote 中存储的文献信息同步到在线版本 EndNote Web 上，可以在任何地方，任何时候使用保存的文献信息，与他人共享文献信息并开展合作。

（四）使用个人数据库

（1）应用 EndNote 撰写论文。

①插入参考文献：从 Word 的"Tools"菜单里进入"EndNote"子菜单，选择

"Go To EndNote"，进入 EndNote 的个人数据库。点选 EndNote 中要引用的文献（可以选择多个），回到 Word。选择 "Insert Selected Citation（s）"，即可在光标指定的位置插入选定的参考文献。或打开 EndNote，在 Word 中将鼠标指在要插入文献的位置，点击快捷工具栏的 "Find Citation（s）"，就会弹出 "Find&Inserts My References" 对话框，输入检索词，点击 "Find"，EndNote 将自动在全部字段中查找，选定要插入的文献后单击 "Insert" 即可。

②引用文献格式转换：EndNote 提供了 6000 多种杂志的参考文献格式，可以使插入的参考文献自动转换为各种期刊要求的规范格式。从 Words 的 "Tools" 菜单里进入 "EndNote" 子菜单，选择 "Format Bibliography"，点击 "Browse" 选择指定期刊参考文献输出格式，确定后 Word 文档中的参考文献就会按照设定的杂志格式要求自动重新编排。

③编辑参考文献：EndNote 会按照参考文献在正文中插入的位置对参考文献列表进行重新排序、编号和整合。

④去除 EndNote 标记：论文在投稿前，需要用快捷工具栏中的 "Remove Field Codes" 命令移除 EndNote 标记，移除后将不能再利用 EndNote 对参考文献格式进行编排。

（2）利用模板写作。

EndNote 不仅提供 6000 多种杂志的参考文献格式，还提供了 200 多种杂志的全文格式模板。如果要向这 200 多种杂志投稿，只需按模板填入文献内容即可。步骤是：打开 EndNote，通过 "Tools" 菜单下的 "Manuscript Template"，进入期刊全文格式模板选择界面，选择要投入的期刊。打开该期刊的投入格式模板后，自动弹出向导，只需将标题、摘要、正文等内容按要求添加进去，即可形成符合该杂志格式要求的论文。例如，选择 Nature 杂志的全文格式要求书写论文（图 9-15）。

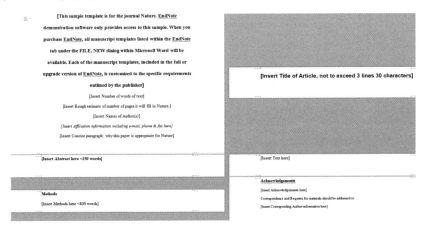

图 9-15　Nature 杂志的全文格式界面

第三节　文献综述的撰写

　　文献综述是在收集、阅读、整理某一领域大量专题文献资料后，通过综合分析而写成的综合性评述，这是一类特殊的学术论文，属于三次文献，同时具有文献性、时限性和专题性的特点。撰写文献综述要深刻理解相关原始文献的内涵，要求把其中的共同点、实验结果和方法提炼出来，按一定思维程序加以综合、概括，重点是在对文献的分析。文献综述绝不是对文献线索的简单堆砌，既提供了大量相关的信息从而启发思路，又能为选题和设计等科研工作提供文献支撑。

一、文献综述的格式

　　文献综述具备学术论文的一般特点，在写作格式上可省略部分项目，但必须包括前言、主体、总结和参考文献四部分。

　　（1）前言简要说明写作的目的、明确相关概念、限定综述范围、提出研究主题，以及所要解决的问题等。前言要写得简明扼要，开门见山，字数一般控制在 300 字左右。

　　（2）主体部分是全文的主要部分，包括全部论据及论证的主要内容。通常根据内容的多少，划分为若干部分、若干层次。主体部分以综合论点开头，继之以诸家的研究观点、实验结果或相关数据为论据展开层次论证。综述可按年代顺序、要讨论的问题、不同的观点等分别撰写。每一部分研究内容要分段论述，每一部分设小标题，段与段之间保持内在的逻辑关系。

　　（3）总结是根据收集到的相关文献，经过对比分析做出的结论，提出尚待解决的问题及对前景的展望。

　　（4）参考文献是综述的重要组成部分，是撰写综述的背景和依据。一般情况下要列出一定数量由作者直接引用的、具有重要价值性、代表性和新颖性的公开发表的文献。参考文献不能随意省略，列出参考文献体现了作者严谨的治学态度，也提供了文献综述的原始文献线索。

二、文献综述撰写的注意事项

　　（1）选题要有明确的目的性。综述选题通常不宜过大，可以根据自己所学专业或从事的研究范围中寻找需要研究、解决的问题，或者与其密切相关的课题。如果是起步阶段，最好从一些较小的题目开始，这样查阅文献数目相对较少，易于整理和分析。

　　（2）收集阅读一定数量的文献。文献资料是综述的基础，查阅文献是撰写综述的关键环节。综述题目确定后，要围绕题目收集和阅读相关文献。收集文献要求尽可能地齐全，应充分利用图书馆资源、网络资源全面查找并收集原始文献。收集文献注意其时效性，主要利用近年的资料。阅读文献时要精读自己研究领域的相关内容，同时整理资料并从中总结出经验或要点。

（3）整理归纳文献重在分析。对收集来的文献进行整理、分析是撰写文献综述的重要组成部分。在阅读时记录下当时的启发、体会和想法，摘录文献中的精髓，都可以为撰写综述提供材料。整理文献时应对作者、题名、刊名、年、卷、期、页码进行记录，对核心内容、主要资料、数据和观点等加以剖析，使所得资料更全面、更准确。通过耐心细致地分析文献可以发现很多重要的信息线索，作者对此要做深入研究和思考，要在文献综述中体现出作者分析文献后得出的整体结论。

学习小结：

1. 学习内容：

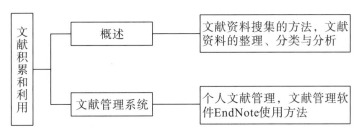

2. 学习方法：

结合本章提到的文献积累方法和文献管理软件的使用方法查阅一定专题的文献，并对文献资料进行整理、分类与分析，通过练习掌握文献积累与利用的基本方法。

复习思考题：

1. 积累文献资料时常用的文献记录形式有哪些？

2. 什么是文献管理软件？举例介绍常用文献管理软件的使用方法。

参考文献：

［1］李庆文. 论同种文献的类型划分［J］. 新世纪图书馆，2018（10）：23－27.

［2］朱琳，穆艳玲. 高校院系资料室开展嵌入式学科服务的实践探索——以北京联合大学特殊教育学院为例［J］. 北京联合大学学报，2018（4）：40－45.

［3］李玉民. 如何利用文献资料撰写医学综述［J］. 中国热带医学，2018（11）：1172－1176.

［4］郭文革. 媒介技术：一种"长时段"的教育史研究框架［J］. 教育学术月刊，2018（9）：3－15.

［5］张京华，周建刚，周平尚，等. 大学本科国学教育笔谈［J］. 湖南科技学院学报，2018，39（9）：1－26.

［6］杨新. 论图书馆服务模式的转变［J］. 辽宁教育行政学院学报，2006（6）：107－108.

［7］耿立大. 计算机和档案资料工作自动化（二）［J］. 情报科学，1985（3）：64－94.